目からウロコの
**ストレッチ
革命!**

5秒で 細くなる

くびれッチ!

スポーツストレッチトレーナー

兼子ただし

はじめに

私は、日本で初めてのストレッチ専門店「スリーエス」をオープンさせてから、今までに約4万人以上のカラダに触れてきました。ストレッチを始めてから、ボディラインがみるみる変わっていく女性たちをたくさん目にしてきました。みなさん、カラダが変わることで自分に自信を持ち、輝きを増していきます。それはとても素晴らしいことです。

カラダというのは、正しくケアをすれば、必ず変わる。正しく育てれば、必ず結果が返ってくるものです。私は自身のセミナーを通じて、今まで実際に結果を出してきたからこそ、この思いをたくさんの人に実感してもらいたい、そう思っています。

私の考える美しいボディとは、ただ細いだけではなく、メリハリのある女性らしいボディのこと。この、メリハリのあるボディに欠かせないのが、カラダ（筋肉）のやわらかさと正しい姿勢なのです。

正しくきれいな姿勢をとることで、カラダはかたくなりにくくなります。また、やわらかいカラダをつくるには、正しい姿勢を保つことが基本。いくら細くても、姿勢が悪く筋肉のバランスが整っていないと、それは美しいとは言えません。

また、やわらかいカラダは痩せやすいと言えます。カラダがやわらかいということは、筋肉が伸びやすいということ。体内の余分な水分やむくみは、筋肉の伸び縮みによって外に排出されます。ということは、筋肉がかたく伸び縮みがうまくできなくなると、体内の老廃物は排出されずにどんどん蓄積されていってしまうのです。老廃物がたまれば、カラダはむくみやすくなり、結果的に太りやすくなってしまいます。

そこで、筋肉のこわばりをほぐし、やわらかくするのに効果的な方法が、ストレッチなのです。

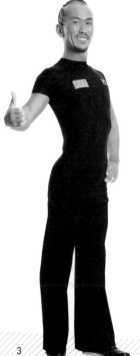

本書で紹介するストレッチは「くびれをつくるストレッチ」ということで〝くびれッチ〟と呼んでいます。ダイエット効果がすぐには出にくいと思われがちなストレッチですが、くびれッチは即効性があり、わずか5秒で見た目を変えることができるのです。

下の写真は、5秒のくびれッチをモデルさんが体験したもの。ビフォーとアフターの写真を見比べると、ウエストはくびれ、お尻はキュッと上がっているのが分かります。

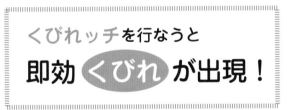

くびれッチを行なうと
即効 くびれ が出現！

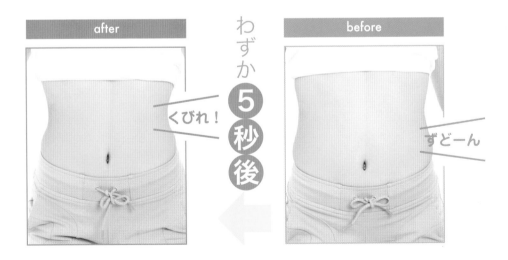

after

before

わずか 5秒後

くびれ！

ずどーん

しかし、いくら筋肉を伸ばすと良いからといって、縮んでいる筋肉をムリヤリに伸ばすのでは意味がありません。正しいストレッチでないと、筋肉をしっかり伸ばすことができず、ボディラインの変化も望むことができません。

そこで、本書ではカラダがかたい人もムリなく、きちんと筋肉を伸ばすことができるストレッチの裏ワザを紹介。カラダがかたい人でも、必ずやわらかくなる裏ワザがあるのです。さあ、今すぐ〝くびれッチ〟を始めましょう！

わずか**5秒後**

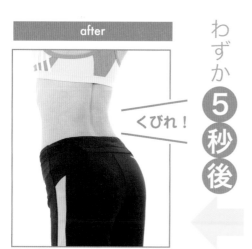

after

くびれ！

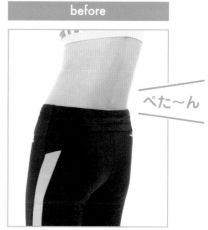

before

ぺた～ん

目次

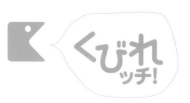

Chapter2

意識すると、効果もUP！

筋肉と骨 038

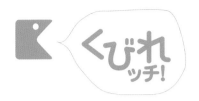

やわらかいカラダは痩せやすい！

くびれッチ！
の
魅力

そもそも "くびれッチ" とは?

即効でくびれをつくるストレッチのこと！

筋肉を伸ばすことを、ストレッチといいます。ほとんどの方は、運動前後の準備体操やクールダウンとして、ストレッチを取り入れたことがあるのではないでしょうか。準備体操という印象の強いストレッチですが、カラダに様々な良い変化をもたらしてくれます。

まず、筋肉がやわらかくなることで、関節の可動域（動く範囲）が広がります。可動域が広がると、カラダをスムーズに大きく動かすことができます。また、筋肉を伸び縮みさせることで、血液循環が良くなり、体内の老廃物を除去し、むくみや疲れを解消してくれます。

本書は、ただ単にカラダをやわらかくすることだけをゴールにしている訳で

12

くびれッチ! で カラダはこう変わる!

change! 1

柔軟性アップ＆関節の 可動域が広がる！

筋肉がやわらかく、よく伸びるようになると関節の可動域が広がります。可動域が広がることで日常の動作もスムーズになり、また、カラダを大きく動かすことができるようになるので、消費カロリーもアップします。

change! 2

血液循環が良くなり、 老廃物がたまりにくいカラダに！

むくみなどの原因となる体内の老廃物は、血液が循環することで体外へ排出されます。くびれッチをすることで筋肉が伸び縮みをし、血液を循環させ、老廃物を除去してくれます。また全身の血の巡りが良くなることで冷えも改善されます。

change! 3

インナーマッスルが鍛えられ、 姿勢が整い、痩せる！

インナーマッスルは脂肪を燃焼させる、深層部にある筋肉のこと。くびれッチは、インナーマッスルを使い鍛えるので、おのずと痩せやすいカラダに導きます。また、正しい姿勢を保つためにも必要な筋肉なので、鍛えることで姿勢も整っていくのです。

はありません。カラダをやわらかくすることで、結果的に美しいボディラインへと導いていきます。柔軟性を高めると同時に、女性らしいくびれのあるメリハリボディをつくるストレッチということで、「くびれ」と「ストレッチ」を合体させて〝くびれッチ〟と名づけました。また、くびれッチをすると脂肪を燃焼させるインナーマッスルが使われるので、痩せやすいカラダにもなるのです！

カラダがかたいと太る理由

老廃物がたまり、太りやすいカラダになる

「カラダがかたい」というのは、「筋肉の質が伸びにくい」ということ。本来、伸び縮みがスムーズに行なわれるはずの筋肉がかたくなっていると、縮んだあと力を抜いてゆるめても、元の状態に100％戻らなくなってしまいます。この、元の状態に100％戻らない状態を、「かたい」と言います。

筋肉には、収縮・弛緩（しかん）をすることで血液を循環させる、"筋ポンプ作用"がありますが、筋肉がかたい状態だと、この機能がうまく働かないため、体内の余分な水分や老廃物が、体外へ排出されることなく蓄積されてしまうことに。血流が滞り老廃物がたまるとカラダはむくみます。また、疲労の原因のひとつとされる乳酸も蓄積されるので、疲れも取れにくくなってしまいます。老廃物や

カラダがかたい

筋肉がこり固まる

血液の循環機能が低下する

老廃物を体外に
排出しにくくなる

老廃物がカラダにたまり、
むくみやすく太りやすいカラダに……

乳酸がたまると、筋肉はさらにかたく、こわばります。また、筋肉がかたいと動作も行ないにくくなり、カラダを動かすのがおっくうになるということも。

さらに、肩コリや冷え、腰痛など様々なトラブルを引き起こしてしまいます。

くびれッチで筋肉の柔軟性を高めれば、収縮・弛緩がスムーズになり血液循環機能もアップし、こういったトラブルも解消されるのです！

こんな生活がカラダをどんかたくしている！

毎日の何気ない姿勢や習慣が原因だった

どうしてカラダはかたくなってしまうのか。一番の原因は運動不足です。慢性的な運動不足により、使われない筋肉はどんどんかたくこわばっていきます。デスクワークなどで同じ姿勢を長時間続けることも、かたくする原因です。

また、血液の状態が悪い場合も、筋肉はかたくなります。筋肉の中には血液と繊維しかありません。ですので、その血液がいわゆるドロドロ血になってしまうと、筋肉の伸び縮みがスムーズに行なわれなくなってしまうのです。糖分・脂肪分の多い食生活を続けていると、血中の糖度・脂肪度が高くなりドロドロ血になる可能性大。食生活を見直すことも大切です。

慢性的な運動不足

運動不足や、同じ姿勢を長時間続けるのはNG。また乳酸がたまると、筋肉の伸び縮みの弊害を起こすことも。座りっぱなしや立ちっぱなしの生活も、運動不足な上に疲労もたまるので、どんどんかたくなっていきます。

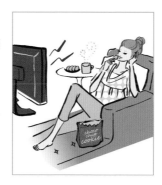

糖分過多な食生活

血中の糖度・脂肪度を上げるような食生活も危険です。特に、白米やパン、麺類、ケーキなどの菓子類は糖分が高い食品です。食べすぎはNG。できれば主食は玄米など精白されていない、自然のものを選んで食べると良いでしょう。

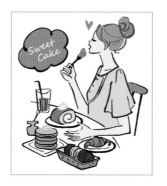

姿勢が悪い

背中がゆるやかなS字を描くのが正しい姿勢。猫背など悪い姿勢は、前かがみになった上体を支えるため首・肩・腰に負担がかかり、筋肉がこりかたまります。本来使われるべきインナーマッスルも使われず、痩せにくいカラダに。

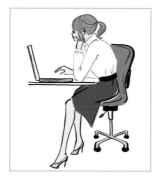

姿勢の悪い人もカラダがかたくなりやすいと言えます。崩れた姿勢で日常生活を続けると、その悪い姿勢を保とうと、本来使われるべき筋肉とは違う筋肉が発達し、スムーズな動きができなくなってしまいます。筋肉の動きが悪くわれなくなると、さらにこわばりかたくなってしまうのです。

くびれッチ！を続ければ カラダのラインがみるみる変わる！

インナーマッスルに効いて脂肪が燃える！

筋トレや有酸素運動を行なわずに、くびれッチだけで本当に痩せることはできるの？　と思う人もいるかもしれません。答えはイエス。必ず痩せます。「痩せる」というのは「脂肪が燃焼する」ということ。脂肪を効率よく燃焼させるのに必要な筋肉が、インナーマッスル（深層部の筋肉）。そして、このインナーマッスルを使うストレッチがくびれッチなのです。

筋肉には、アウターマッスル（表層側の筋肉）とインナーマッスルがあります。アウターマッスルは大きな動きの時に必要な、カラダの外側を覆っている筋肉

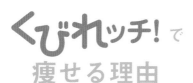

くびれッチ！で痩せる理由

インナーマッスルに効く

体脂肪が燃焼！

正しい姿勢になる

姿勢を保つための筋肉が使われるようになり、カラダのラインがきれいに整っていく

で、インナーマッスルは内側にあり、目には見えませんが、関節を安定させ姿勢を維持するための筋肉。よって、インナーマッスルを鍛えれば筋肉質のカラダにならず、脂肪も燃え、正しい姿勢が保てるようになります。一時的に筋トレを行なうよりも、くびれッチでインナーマッスルを鍛えておけば、脂肪燃焼効果が1日中続くので痩せ体質になり、姿勢も整います。さらに、正しい姿勢を保つのに必要な、カラダを伸ばすための筋肉「伸筋」も発達するので、背すじが伸びた、きれいな姿勢をラクに保つことができるようになるのです。

今までのストレッチとは ココが違う！

ムリに筋肉を伸ばしても効果なし！

ただなんとなく筋肉を伸ばすだけでは意味がありません。くびれッチでは正しい筋肉の伸ばし方と、カラダのポジション、伸ばしやすくする裏ワザを紹介しています。カラダがかたい人が、縮こまった筋肉をムリに伸ばそうと、力ずくで関節を動かしても、痛いだけで筋肉はさほど伸びておらず、先に説明したような痩せ効果が期待できなくなってしまいます。痩せ効果をアップさせるためにも、裏ワザを活用し、正しいカラダのポジションでくびれッチを行なうと、今までよりもラクに筋肉を伸ばすことができるのです。筋肉がよく伸びていることを感じながら、くびれッチを行なうようにしましょう。

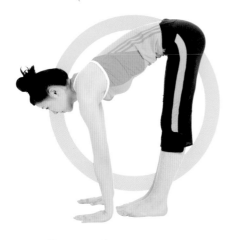

**正しいポジションで
筋肉を伸ばす**

正しいカラダのポジションを覚えるこ
とと、ちょっとした意識を持つだけで、
筋肉は伸ばしやすくなります。

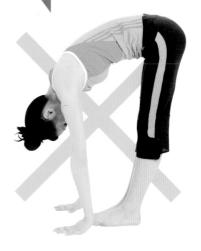

力ずくで伸ばす

力まかせにムリに筋肉を伸ばしても痛
いだけです。それでは筋肉は伸びない
ので意味がありません。

正しいストレッチをするための
裏ワザ を知れば、
誰でも簡単に
カラダをやわらかくすることができる！

筋肉をラクに伸ばすための、裏ワザがあります。例えば前屈ができない人が、
一生懸命にカラダを前に倒しても限界がありますが、実はふくらはぎの後ろ
側の筋肉の緊張を解けば前屈がすんなりできるようになる……など、今まで
とは違う視点で、カラダをやわらかくする裏ワザを覚えましょう。

カラダがやわらかくなると
イイコトがたくさん！

疲れにくいカラダになる

疲労感は乳酸の蓄積が主な原因のひとつ。そのまま放っておくと疲れやすいカラダになります。筋肉がやわらかくなれば、血液の循環が良くなるので、血中の乳酸が体外へ押し流されます。乳酸の蓄積が抑えられ、疲労回復が早まります。

冷え解消効果大！

多くの女性の悩みである、冷え。冬だけでなく夏でもカラダが冷える、という人も多いのでは？　筋肉がやわらかくなれば、血液循環がアップし、カラダのすみずみまで血液が運ばれるので、冷えも解消。カラダの中からポカポカになります！

心もカラダもリラックス

筋肉は緊張するとかたくなります。やわらかいということは、神経もリラックスしているということ。筋肉がやわらかくほぐれると、心の緊張も同じくやわらげられるのです。気分転換には、リラックス効果大のくびれッチが最適！

肩コリ・腰痛が
軽くなる！

首まわりの筋肉がやわらかくなれ
ば、血の巡りが良くなり、こりも解
消。また、姿勢が整うことでインナ
ーマッスルが鍛えられ体幹が安定す
るので、腰のゆがみも改善。支える
筋肉が発達し、腰痛も軽減されます。

ケガをしにくい
カラダに！

関節の可動域が広がるため、カラダ
を動かしやすくなり、スポーツ時や
日常生活の中で動作がスムーズに行
なえるようになるので、ケガをしづ
らくなります。日頃からカラダをほ
ぐしていくことが大切。

くびれッチ！を始める前に……

★カラダのサイズを測ろう！

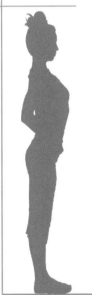

痩せたい！　きれいになりたい！　というモチベーションを保つためにも、カラダのサイズを測ることをオススメします。サイズを測ることで、カラダの小さな変化にも気がつくことができます。またボディラインの変化を実感することで、ただなんとなくくびれッチを続けるよりも、やる気も効果もアップし、毎日続けることのはげみにもなります。そのためにも、正しいサイズの測り方を覚えることが大切。毎回測る位置が違ってしまうと意味がないので、いつも同じ場所を測るようにしましょう。サイズの変化を実感すると楽しく続けられますよ。

用意するもの

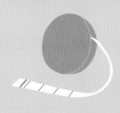

メジャー
カラダに巻きつけやすい、やわらかい素材のものが使いやすく、便利です。

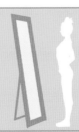

全身が映る鏡
メジャーが曲がらず、カラダにぴったり沿っているか、鏡でチェックしながら行ないましょう。

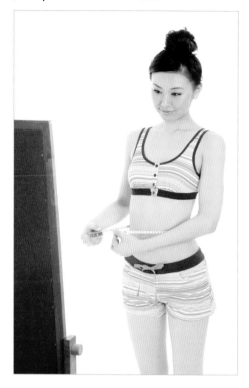

正しいサイズの測り方

常に同じ場所を測るために、測る位置を決めておきましょう。鏡を見ながら、メジャーがまっすぐカラダにぴったりと沿っているか確認を。

測る位置は
ココ！

お尻

脚をそろえて立った時に、一番高く盛り上がる位置。真ん中にある骨の、すぐ上の部分。

ウエスト

一番くびれている部分を。へそより5cm上くらいのところにメジャーを当てて測りましょう。

二の腕

腕の真ん中部分。力こぶをつくった時に、一番筋肉が盛り上がるところを。

足首

くるぶしから、だいたい指3本上の位置を測りましょう。

ふくらはぎ

最も太い部分を。筋肉が一番発達している部分にメジャーを当てましょう。

太もも

真ん中の、一番細くくびれている位置。くびれのない人は太もものちょうど真ん中でOKです。

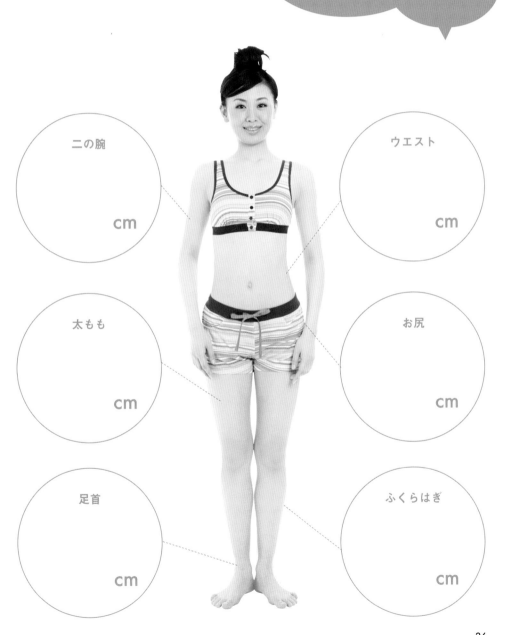

二の腕

cm

ウエスト

cm

太もも

cm

お尻

cm

足首

cm

ふくらはぎ

cm

２週間後の
あなたのサイズ

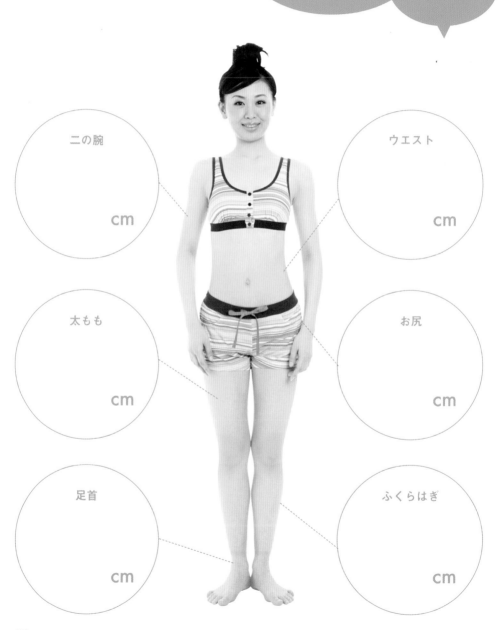

二の腕

cm

ウエスト

cm

太もも

cm

お尻

cm

足首

cm

ふくらはぎ

cm

くびれッチ！を始める前に……

★カラダのかたさをチェックしよう！

くびれッチを行なう前に、まずはあなたのカラダの状態をチェックしていきましょう。自分の筋肉はどれくらいかたく、関節は正常な範囲に動くのかどうか、知ることが大切です。

各関節は、それぞれ適正に動く角度が決まっています。その角度を目安に、自分のカラダがどこまで動くのか、動かしにくい部位はどこなのか、確認していきましょう。指定の角度まで動かない場合は、かたくなっているといえます。

 チェック1

首

まずはじめに首の可動域（関節の動く範囲）からチェック。重い頭を支え、全身の神経とつながっている最も大切な部位です。

 首を後ろに50度
曲げることができる

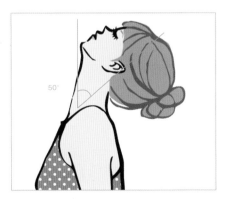

まっすぐに立った状態で、首を後ろに曲げた時の角度をチェック。反動をつけないように。

 首を前に60度
曲げることができる

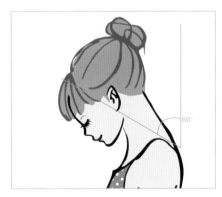

まっすぐに立った状態で、首を前に曲げる。60度（イラストを参照）曲がればOK。

☐ 首を左に70度
回すことができる

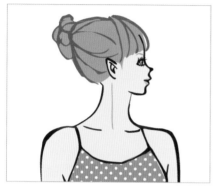

まっすぐに立ち、首を左に回旋させる。左右で回しに
くいほうはないかも意識して。

☐ 首を右に70度
回すことができる

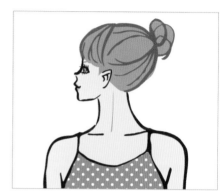

まっすぐに立ち、首を右に回旋させる。70度回すこと
ができるかチェック。

☐ 首を左横に50度
倒すことができる

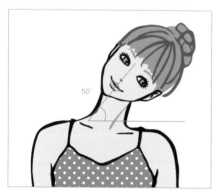

まっすぐに立ち、首を左横に倒す。50度倒すことがで
きるかチェックを。

☐ 首を右横に50度
倒すことができる

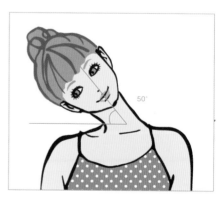

まっすぐに立ち、首を右横に倒していく。倒す時に斜
めにならないように注意。

チェック 2

肩関節

カラダの中で最も可動域が広い関節。上腕骨と肩甲骨から成り立っています。可動域が狭くなると、肩コリや二の腕のたるみの原因にも。

 腕を後ろに50度
下げることができる

 腕をまっすぐ180度
上げることができる

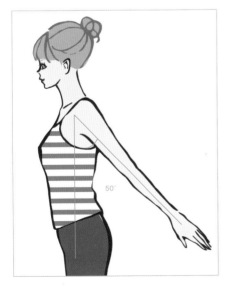

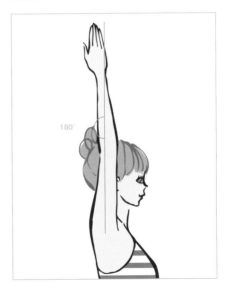

両腕を後ろに下げる。イラストのように50度下げることができるか、チェックを。

立った状態で、両腕をまっすぐ上げる。腕を上げる時に斜めにならないように。

☐ ひじを90度に曲げ、
　そのまま腕を外側へ90度ねじることができる

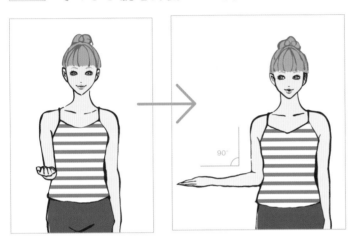

まっすぐに立った状態から右ひ
じを直角に曲げる。そのままの
状態で、右に90度ねじる。
左腕も同様に。

☐ ひじを90度に曲げ、腕を肩の高さに上げる。
　そのまま肩から内側へねじることができる

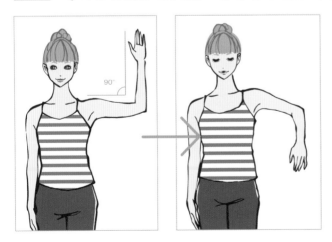

左ひじを90度に曲げたまま、腕を肩
の高さに上げる。そのままの状態で、
肩から内側にねじりながら、手のひら
を下げる。

くびれッチ！を始める前に……

チェック3

股関節

上半身と下半身をつなぐ重要な関節。かたくなったり、ゆがんだりすると全身のバランスが崩れ、腰痛や下半身太りの原因にも。

脚をまっすぐ 90度に上げる ことができる

あお向けの状態で左脚を上げます。ひざを曲げず、腰を浮かさずに90度上げます。右脚も同様にチェックしましょう。

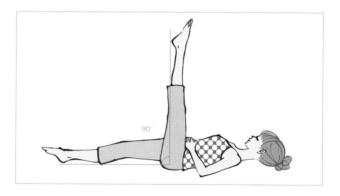

脚を後ろに 15度上げる ことができる

うつ伏せの状態で、右脚を上げる。腰を浮かさないよう注意。左脚も同様に行ないましょう。

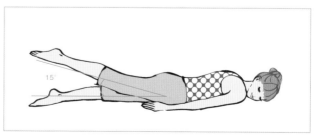

120度に脚を
開くことができる

床に座り、両脚を広げます。腰を曲げないよう
にして、120度広げられるかチェック。

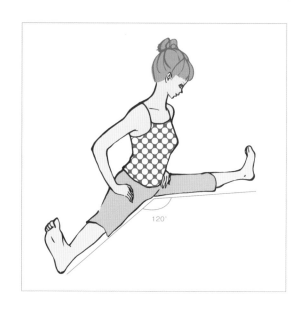

120°

ひざ下を内側に45度
ねじることができる

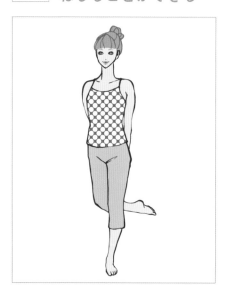

まっすぐに立ち、腕を後ろで組む。右ひざを曲げた状
態で、脚の根本からひざを内側に45度ねじる。逆の
脚も同様に行ないましょう。

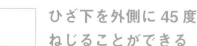

ひざ下を外側に45度
ねじることができる

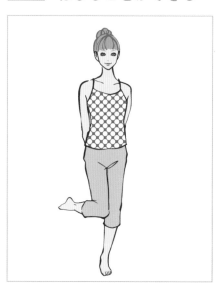

まっすぐに立ち、腕を後ろで組む。右ひざを曲げた状
態で、脚の根本からひざを外側に45度ねじる。逆の
脚も同じように行ないましょう。

ストレッチで日本を改善!?

兼子ただしの活動!

正しい姿勢・歩き方を普及すべく、各地でセミナーを行なっています！

★ランニングレッスン

脚が細くなる、疲れない、と話題のランニングレッスン。走ることはストレッチ、という考えで、ゆっくりとしたペースで走るので、ランニング初心者でも気持ち良く、長時間走ることができます。

☆きれいPOINT!☆

ストレッチしながらランニング！

カラダを「伸ばしながら」走ることで筋肉の柔軟性が高まり、脚が細く姿勢も良くなります。この兼子式「伸びラン」は、早歩きよりちょっと早いくらいのゆっくりペース。速すぎないので姿勢を崩さず走れるのです。

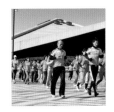

「最高にラクに走れるようになる上に、脚が細くなるレッスンを行なっています」

★ハイヒールセミナー

女性の必須アイテムであるハイヒールを履き、正しく歩く方法を指導するウォーキングセミナー。ハイヒールを「つらいもの」から「姿勢を美しく見せるアイテム」へと変えてくれます。

☆きれいPOINT!☆

美脚をつくる歩き方を伝授！

ハイヒールの正しい歩き方を実践すると、バランスをとるためにカラダ全体が伸びるので、足首がキュッと引き締まり、ヒップアップの効果もあります。また、かかとの減りも少なくなるなどイイコトづくし！

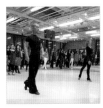

「ハイヒールを使うことで姿勢矯正の効果が。もちろん歩き方もきれいに！」

★姿勢指導

全国の小学校や幼稚園など様々な場所で、立ち方、座り方、おじぎの仕方、鉛筆の持ち方等を指導。意識を変えるだけですぐに姿勢が良くなる、と子どもから大人まで話題のレッスンです！

☆きれいPOINT!☆

日々の動作・姿勢が美しくなる

人間の基本動作「立つ、座る、歩く」が正しくできれば、日常の動作もエクササイズに変わります。小さい子どものうちからそれを身につけることで、勉強・運動能力もアップするのです！

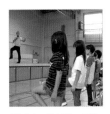

「集中力の源は正しい姿勢。それを小さい時から教えるボランティアをしています」

即やわらかくなる裏ワザ満載！

実践 くびれッチ！

5秒で
変わる！

くびれッチ！を行なう際の
ポイント
＆注意点

せっかくくびれッチを行なうなら、カラダに負担なく、かつ効率良く行ないたいもの。そこで、4つのポイントを紹介します。

ポイント2
ムリをせず、自分のペースでゆっくり行なうこと

カラダのかたさには個人差があります。すぐには見本のようにできなくても、あせらないこと。ゆっくりと完成形に近づける気持ちで。くれぐれもムリヤリ筋肉を伸ばさないように！

ポイント1
毎日続けることが大切。カラダは変わると信じて！

7つのくびれッチを毎日続けること！ 回数に特に決まりはないので、「朝と夜」など、行なう時間帯を決めて、1日のスケジュールの中に組み込むと続けやすいです。

ポイント4
呼吸を止めずに、肩の力を抜きリラックスして行なって

くびれッチを行なっている時は、呼吸を止めないこと。基本は、鼻から息を吐きながらゆっくりと筋肉を伸ばして。息を吐くことでリラックスし、筋肉が伸びやすくなります。

ポイント3
カラダをよく温めてから行なうと、効果もUP！

筋肉は温かいと伸びやすく、冷たいと伸びにくくなる性質を持っています。くびれッチ前は軽くウォーキングなどをして、筋肉を温めておきましょう。お風呂上がりに行なうのも◎。

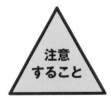

注意すること

・朝起きてすぐなど、カラダが完全に目覚めていない状態で行なうのはやめましょう。
・筋肉や腱を傷める恐れがあるので、反動をつけて行なうのはやめましょう。
・ケガをしていたり、体調が悪い時は回復するまでお休みしましょう。

くびれッチ！ダイアリー、サイズ・体重グラフをつけてモチベーション UP !!

毎日ダイアリーをつけることをオススメします。 カラダの変化に気づき、サイズダウンしていく様子も目に見えてわかるのがうれしい！

くびれッチ ダイアリー

（記入の仕方）

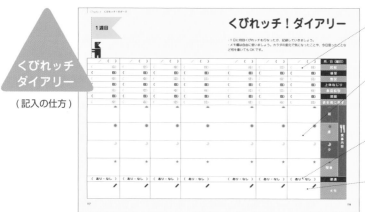

・7つのくびれッチを何回行なったか記録しよう。

・1日の食事内容を記録すると食生活の偏りなどが見えてきます。

・便通は、体調のバロメーター。 毎日チェックを！

・くびれッチの感想やカラダの変化など、 何でもいいので書いてみましょう。

サイズ・ 体重グラフ

（記入の仕方）

足首、二の腕、ふくらはぎ、太もも、ウエスト、お尻、体重、それぞれの数値をグラフに書き込みます。

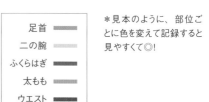

足首	▬
二の腕	▬
ふくらはぎ	▬
太もも	▬
ウエスト	▬
お尻	▬
体重	▬

＊見本のように、 部位ごとに色を変えて記録すると見やすくて◎!

コピーをして、 3カ月後も記録を続けるとより◎。

意識すると、効果もUP！ 筋肉 と 骨

約600もの筋肉に支えられている私たちのカラダ。
これらの筋肉のバランスがボディラインをつくります。
骨の位置も大切なので、ぜひ覚えておきましょう。

骨

上半身　　下半身

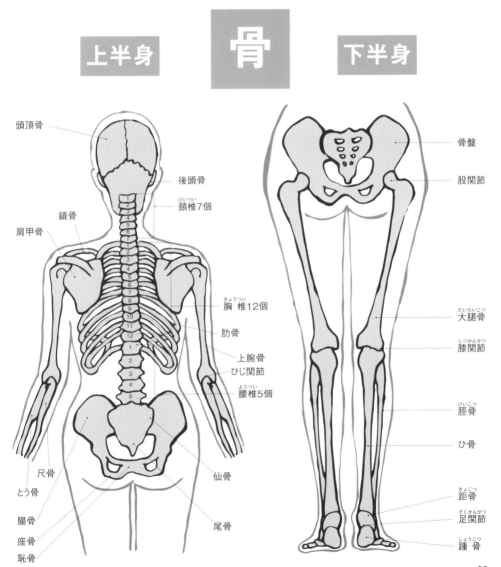

頭頂骨
後頭骨
頚椎（けいつい）7個
鎖骨
肩甲骨
胸椎（きょうつい）12個
肋骨
上腕骨
ひじ関節
腰椎（ようつい）5個
尺骨
とう骨
腸骨
座骨
恥骨
仙骨
尾骨

骨盤
股関節
大腿骨（だいたいこつ）
膝関節（しつかんせつ）
脛骨（けいこつ）
ひ骨
距骨（きょこつ）
足関節（そくかんせつ）
踵骨（しょうこつ）

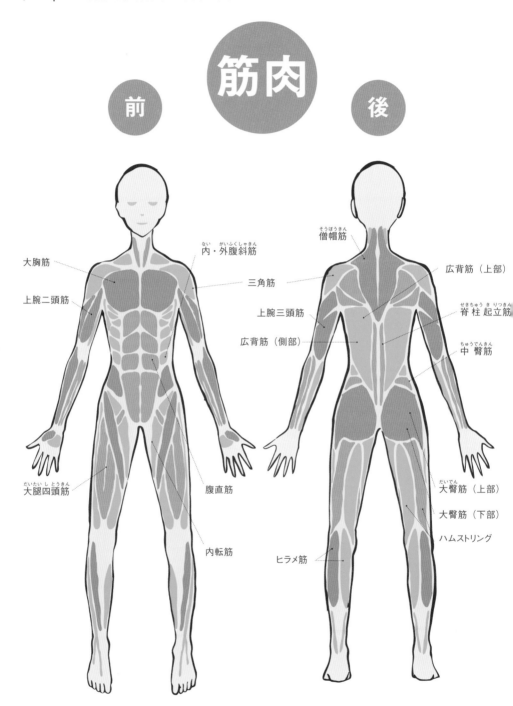

筋肉

前　後

前

大胸筋

上腕二頭筋

だいたい し とうきん
大腿四頭筋

ない　がいふくしゃきん
内・外腹斜筋

三角筋

上腕三頭筋

広背筋（側部）

腹直筋

内転筋

後

そうぼうきん
僧帽筋

広背筋（上部）

せきちゅう き りつきん
脊柱 起立筋

ちゅうでんきん
中 臀筋

だいでん
大臀筋（上部）

大臀筋（下部）

ハムストリング

ヒラメ筋

くびれッチ！の基本のキ

くびれッチは正しい姿勢で行なうことが大切。姿勢が崩れていると余計な部分に力が入り、うまく筋肉が伸びないことも。ここでは正しい姿勢をつくるための、各部位のラインの整え方を解説します。

正しい姿勢で立つ！

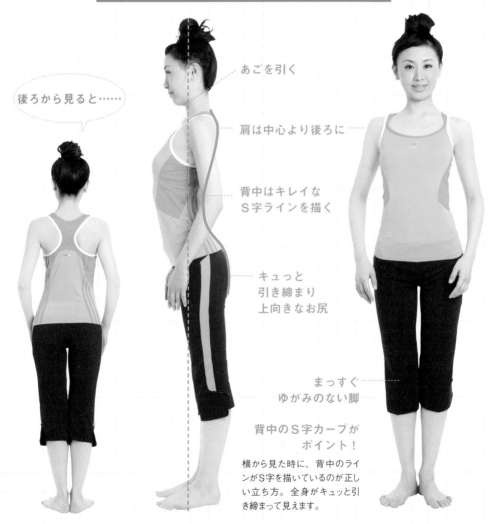

後ろから見ると……

あごを引く

肩は中心より後ろに

背中はキレイな
S字ラインを描く

キュっと
引き締まり
上向きなお尻

まっすぐ
ゆがみのない脚

**背中のS字カーブが
ポイント！**

横から見た時に、背中のラインがS字を描いているのが正しい立ち方。全身がキュッと引き締まって見えます。

40

正しい姿勢をつくる ▷ # ボディラインの整え方

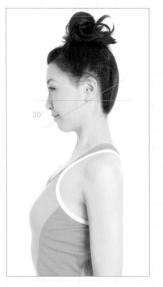

Step 1 ネックラインを整える

首が正しい位置で安定することは、すべての動きの基礎となります。ネックラインが整うと身長を高く、小顔に見せる効果も。また、横顔も美しく見せてくれます。

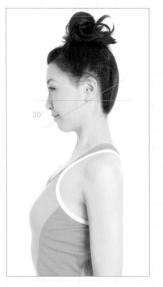

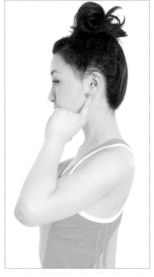

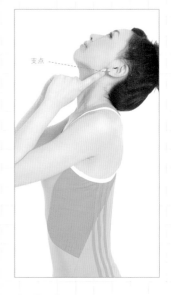

支点

正しい首の位置が完成！

手を離して脱力。あごの角度を30度でキープしたら、正しいネックラインの完成。

支点から
ゆっくりあごを下ろす

耳の下を支点にし、首の後ろを伸ばしながらゆっくりあごを下ろす。

耳の下を支点にし、
あごを上げる

両耳のすぐ下に人差し指を当て、そこから真っ直ぐ上にあごを上げる。胸を軽く前に突き出すとやりやすい。

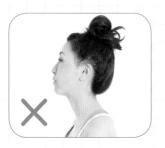

首が前に出ている

カラダの中心ラインより首とあごが前に出ている状態。あごが突き出していて美しくないうえ肩コリなどの原因に。

アームラインを整える

肩から腕にかけてのライン。ここが整うと二の腕がほっそりと引き締まり、ノースリーブが似合うカラダに。
肩が内側にねじれる「巻き込み肩」にならないように注意。

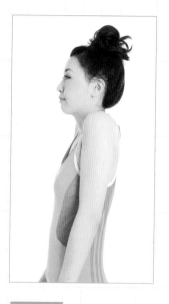

1
肩をキュッと上げる
両肩をすくめるように真上に上げる。

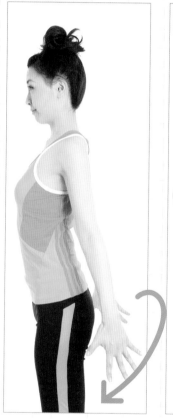

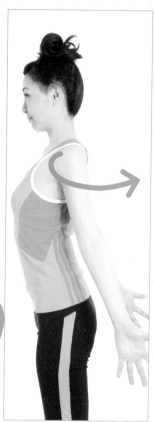

3
手のひらを内向きにする
腕をねじった状態のまま、ひじの関節を回して、手のひらを内側に戻す。

2
両腕を外側にねじる
肩から腕にかけてを外側にねじり、胸を張る。手のひらは外向きに。

42

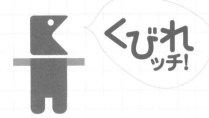

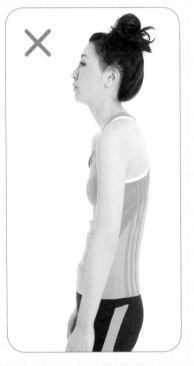

巻き込み肩になっている

肩が内側にねじれ、腕の重さが腕と肩のみに
かかることに。重さで筋肉が肥大し、二の腕
が太くなるので注意。

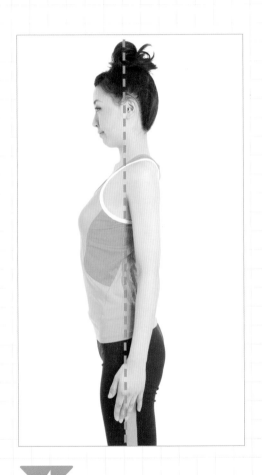

アームライン完成！

3の状態から手のひらをゆっくり太ももの横に戻し、脱力。
腕はカラダの中心ラインよりも後ろに位置している。

ウエストラインを整える

メリハリボディに欠かせない、ウエストのくびれライン。上半身と下半身をつなげる重要な働きをしている
場所でもあり、立つ・歩く・座る等の基本姿勢にも欠かせません。

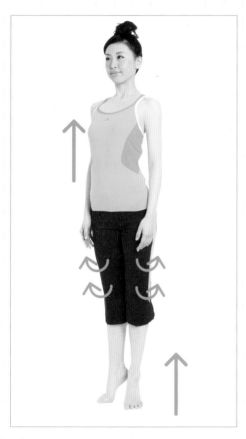

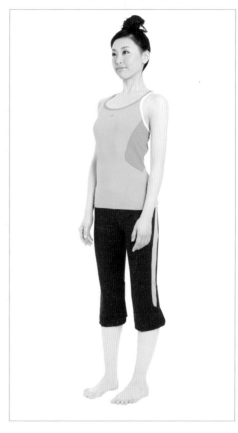

2

かかとを上げ、太ももをねじる

肋骨を意識して上げながら、かかとを上げ、両方のかかと
が触れ合うように股関節を外側へねじる。

1

肩幅に脚を開き、スタンバイ

脚は肩幅ぐらいに開き、背すじをまっすぐに伸ばして、正し
い姿勢で立つ。

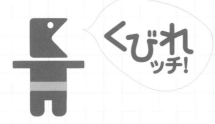

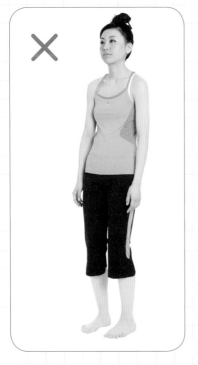

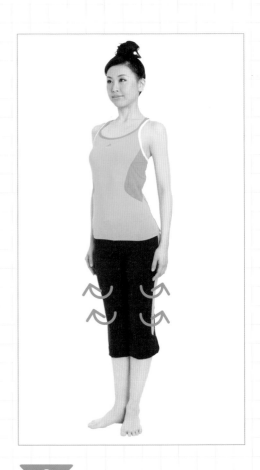

ウエストがたるんでいる

あごと下腹が前に出て、お尻も垂れ下がっている。ウエストのくびれがなく平面的な印象に。

3

ウエストラインが完成！

ゆっくりと脱力しながら、ねじったままでかかとを地面につけ、肋骨を下げる。

ヒップラインを整える

ヒップラインが整うと、骨盤が正常な位置で安定し柔軟性もアップします。骨盤のゆがみも解消されるので、ヒップアップ効果も大！　後ろ姿も美しく、若々しい印象になります。

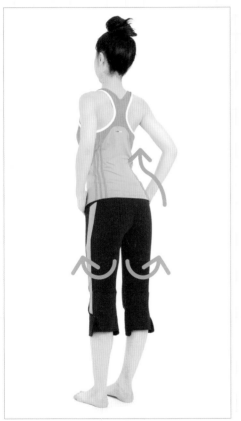

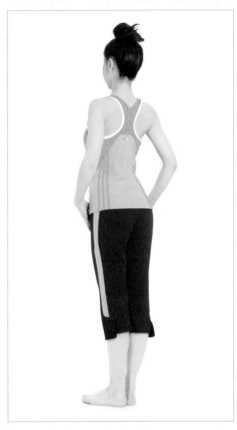

 2

腰椎を前に出し、腰～お尻のラインを出す

骨盤を開くイメージで太ももを外にねじる。腰椎を前に出すようにし、ウエスト～腰を後方に湾曲させる。

1

両手を骨盤に当ててスタンバイ

まっすぐ正しい姿勢で立ち、両手を骨盤の上に当てる。

46

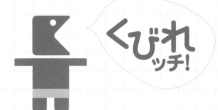

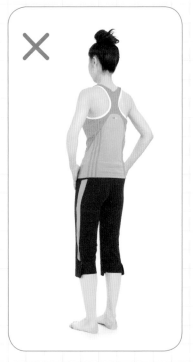

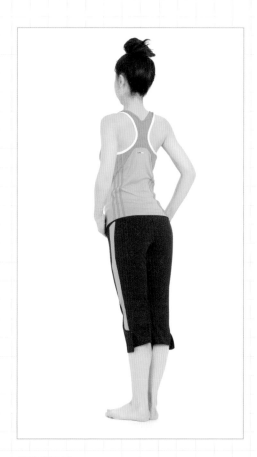

お尻が垂れ下がっている

背中が丸まり、骨盤が後傾することでお尻が
下に引っ張られ下がってしまう。腰のラインも
崩れている。

3

ヒップライン完成！

骨盤を開いて、腰椎が前に出ていることを感じながら脱力。
両脚をそろえて立つ。

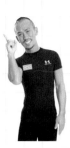

7つのくびれッチ！+裏ワザ

これさえ覚えればOK！の7つのくびれッチ。正しい姿勢とポジションで、筋肉をじっくりと伸ばします。裏ワザも実践して、筋肉が伸ばしやすくなったことを実感しながら行なってください。

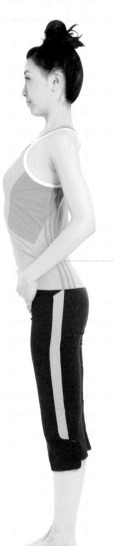

くびれッチ！1　前屈

立った状態で上半身を前に倒し、カラダの背面の筋肉をやわらかくします。特に脚のむくみ解消に効果的。カラダがかたい人はムリに床に手をつけなくてもOKです。

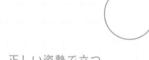

まっすぐに立つ

1 正しい姿勢で立つ
両脚をそろえて、正しい姿勢でまっすぐに立つ。

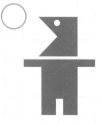

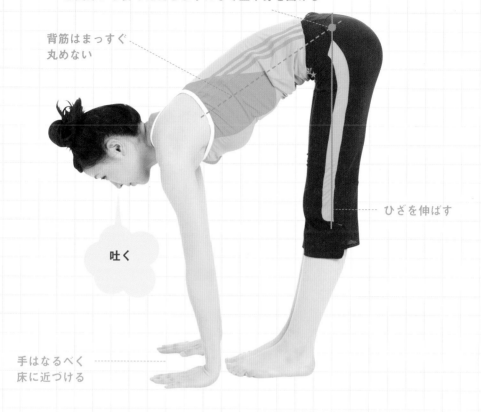

股関節から折りたたむようにして上半身を曲げる

背筋はまっすぐ
丸めない

ひざを伸ばす

吐く

手はなるべく
床に近づける

5秒キープ

2 上半身を前に倒す
息を吐きながら、背中を丸めずに、股関節からカラダを折り
たたむようにして、ゆっくりと前に上半身を倒し、床に手を
つけ5秒キープ。

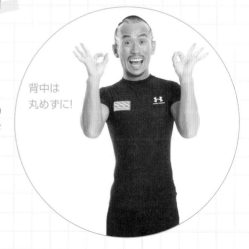

背中は
丸めずに！

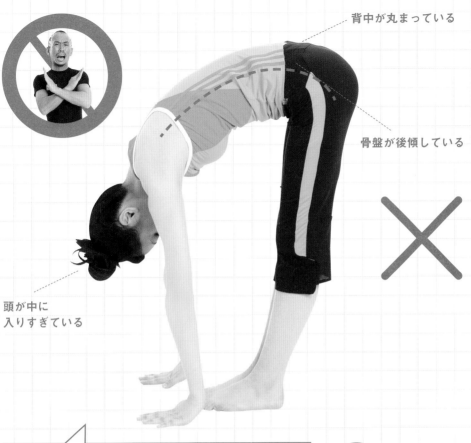

背中が丸まっている

骨盤が後傾している

頭が中に
入りすぎている

✕

こんな人は
NGポーズになりがち！

・猫背
・首が前に出ている
・骨盤が後傾ぎみ
・背中、太もも・ふくらはぎの裏側の筋肉がかたい

背中が丸まると、
筋肉は伸びない

背中がまっすぐ伸びずに丸まり、骨盤
が後傾しているので、背面の筋肉が
きちんと伸ばされていない状態。

ラク～に前屈ができるようになる裏ワザへGO!!

足指歩き

足の指を使って歩くと、なんと前屈がラクにできるように！　簡単でどこでもできる方法なので前屈が苦手な人は覚えておきましょう。

裏ワザ 1

足の指を交互に使って歩く

立った状態で、足の指を交互に、にぎったり開いたりしながら前に約50cm進む。

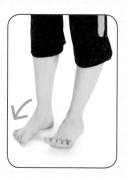
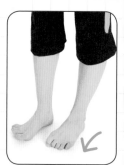

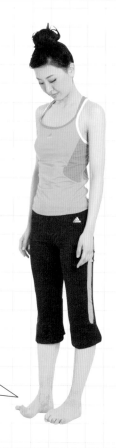

左右交互に、足の裏で床をギュッとにぎるように、グーパーしながら、少しずつ前に進んでいく。

裏ワザの なぜ？

やわらかくなる理由

脚の神経がリラックスすることで筋肉が伸びやすくなるから！

ふくらはぎの後ろの筋肉を伸び縮みさせると、神経がリラックスし、筋肉が伸びやすくなります。ふくらはぎの後ろの筋肉が伸びやすくなると、前屈の際に前に倒れやすくなるので前屈がやりやすくなるのです。

脚をクロス&上下運動

小スペースで、その場でサッとできる裏ワザ。ふくらはぎの筋肉が、イタ気持ち良く伸びているのを感じながら行ないましょう。

脚をクロスし、後ろの足を上げ下げする

左足が前に来るように脚をクロス。右足のつま先をゆっくり10回上下させる。逆の足も同様に行ないましょう。

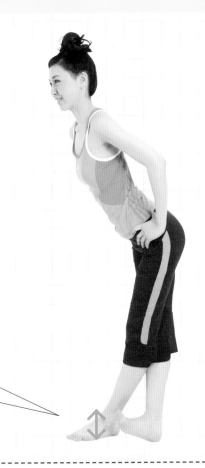

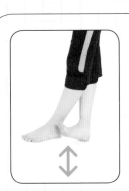

かかとは浮かないように、つま先を思い切り上に向け、ゆっくりと上下させます。

裏ワザのなぜ？

やわらかくなる理由

反対側の筋肉に力を入れることで、脚の筋肉を効果的にリラックスさせる！

反対の作用を同時に行なうことで、筋肉を効率的に伸ばします。リラックスさせたい筋肉（ふくらはぎの後ろの筋肉）の反対側の筋肉（すね）に力を入れると、逆側の筋肉が伸びやすくなり、結果、前屈がしやすくなるのです。

股関節キープ

裏ワザ 3

上体を曲げる時の、正しい曲げる位置をカラダに覚えさせるための裏ワザ。股関節がポイントです。

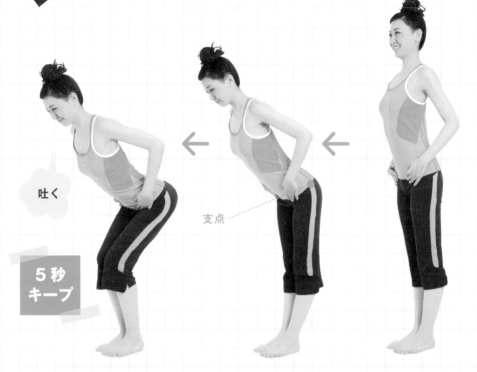

吐く

5秒キープ

支点

3．ひざを曲げた状態をキープ

お尻を突き出しながらひざを軽く曲げ、写真の状態で5秒キープ。

2．おじぎをする

そけい部に手を当てたまま、軽くおじぎをするように、上半身を前に倒す。

1．股関節に手を当て、立つ

脚をそろえて、そけい部に手を当てて、まっすぐ正しい姿勢で立つ。

裏ワザのなぜ？

やわらかくなる理由

カラダが正しい曲がる位置を覚え、支点が定まり曲げやすくなったため

股関節からカラダをパタンと折りたたむにして上体を前に倒すのが、正しい前屈。その時に支点となる股関節の位置をカラダに覚えさせることで、カラダは正しい位置で曲げやすくなるのです。

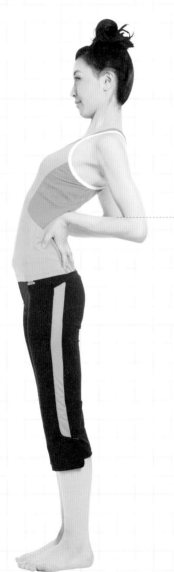

胸を張りカラダを後ろへ反らす、前屈と反対の動きです。
腰を痛めないように注意しながら、ゆっくりと行ないましょう。バストアップ効果もあり！

正しい姿勢で腰に手を当てる

1 腰に手を当てる
正しい姿勢で立ち、両手を腰に当てる。

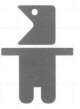

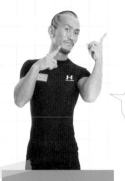

ゆっくり行なうのが
ポイント!

5秒キープ

2 ゆっくりと腰と背中を反らす

腰と背中を一気に後ろへ倒すのではなく、ゆっくりと徐々に反らしていく。最後は首も完全に反らした状態で、5秒キープ。

吐く

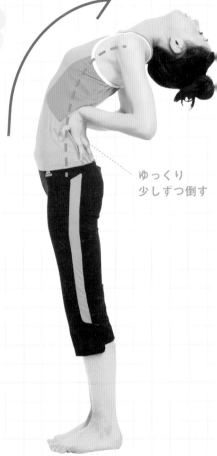

ゆっくり
少しずつ倒す

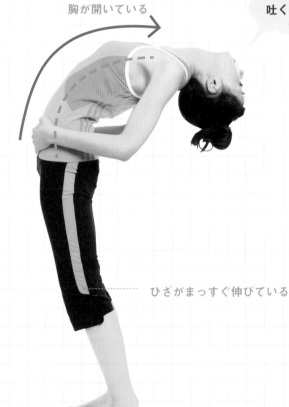

胸が開いている

吐く

ひざがまっすぐ伸びている

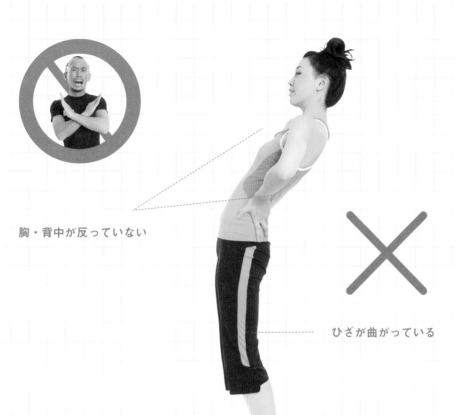

胸・背中が反っていない

ひざが曲がっている

こんな人は
NGポーズになりがち！

注意

・猫背
・首が前に出ている
・お腹、背中、腰がかたい

上半身だけが
後ろへ倒れている

腰が反れていないため、胸椎まわりの
筋肉が伸びていない。

ラク〜に後屈ができるようになる裏ワザへGO !!

ハイハイ歩き

赤ちゃんのようにハイハイ歩きをすることで、後屈で使われる筋肉が十分に伸ばされるので、後屈をしやすいカラダに導きます。

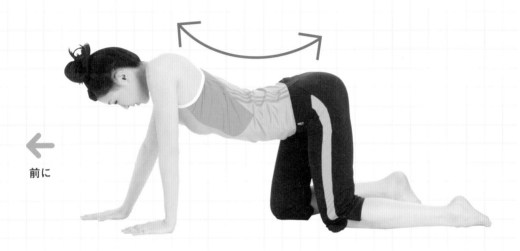

← 前に

両手両脚を床につき前に進む

両手と両脚を床につけて、背中を反らした状態で、イチニ、イチニと赤ちゃんのハイハイのように、ゆっくりと前に10歩進む。

裏ワザの なぜ？

やわらかくなる理由

ハイハイによってカラダの前側の筋肉がよく伸びたから

背中を反らしてハイハイをすることで、ラクにカラダの前面の筋肉（骨盤から肋骨までの筋肉）を伸ばすことができます。前面の筋肉が伸びやすくやわらかくなったので、後屈がしやすくなるというワケ。

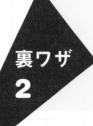

胸椎をひとつずつ後ろにずらしていく

なんとなく腰を反らすよりも、骨の動かし方をイメージしながら反らすほうが、グンと筋肉が伸ばしやすくなります。

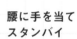

吐く

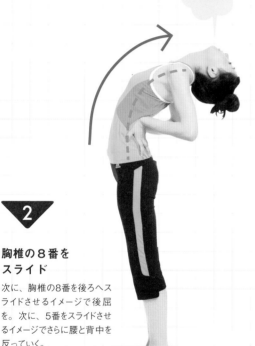

2

胸椎の8番をスライド

次に、胸椎の8番を後ろへスライドさせるイメージで後屈を。次に、5番をスライドさせるイメージでさらに腰と背中を反っていく。

1

腰に手を当てスタンバイ

腰に手を当て、胸椎の12番（骨の位置はP38を参照）から後ろにスライドさせていくようなイメージで腰と背中を反らしていく。

裏ワザのなぜ？

やわらかくなる理由

動かす骨の位置を脳内でイメージすることで、カラダが動かしやすくなるから

なんとなくカラダを動かすよりも、動かしたい部分を意識することで、カラダはさらに動かしやすくなります。動かしたい骨をスライドさせていくようなイメージを脳内で持つことで、カラダはイメージに近い動きをすることができるのです。

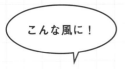

こんな風に！

骨をひとつずつ後ろに
ずらしていくようなイメージで！

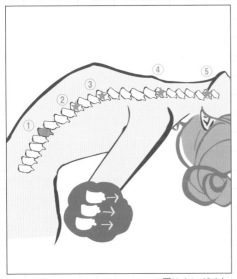

※図はイメージです。

5段階で後ろにずらしていく

①（胸椎の12番）→②（8番）→③（5番）→④（頸椎の7番）→⑤（頸椎の2番）の順番で徐々に骨を後ろへスライドさせていくようなイメージをしながら、腰と背中を反らしていきます。

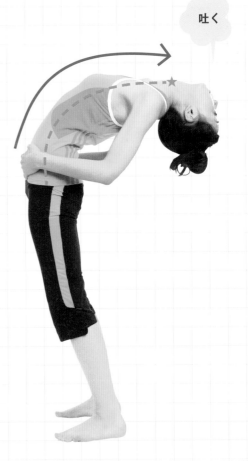

吐く

3 頸椎をスライドさせる

次に頸椎の7番をスライドさせ、最後に頸椎の2番（あごの付け根）を反らす。

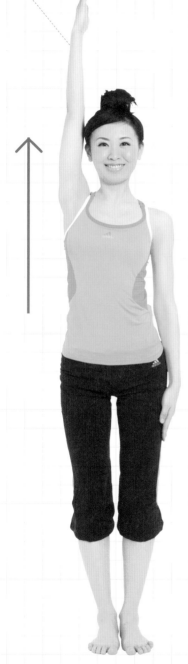

腕はまっすぐ上げる

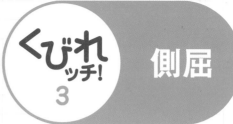

くびれッチ!3 側屈

背すじを伸ばしたままで、上半身を横に曲げる動きです。わきの下からわき腹にかけての筋肉が伸びるので、ウエストを引き締める効果があり、くびれをつくります。

1 腕をまっすぐ上げる

正しい姿勢で立ち、腕を耳の横につけてまっすぐ上げる。

筋肉をよ〜く伸ばして

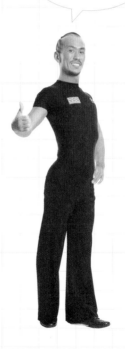

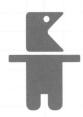

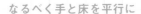

なるべく手と床を平行に

吐く

わき腹が縮んでいる

下半身は
動かさず固定

吐く

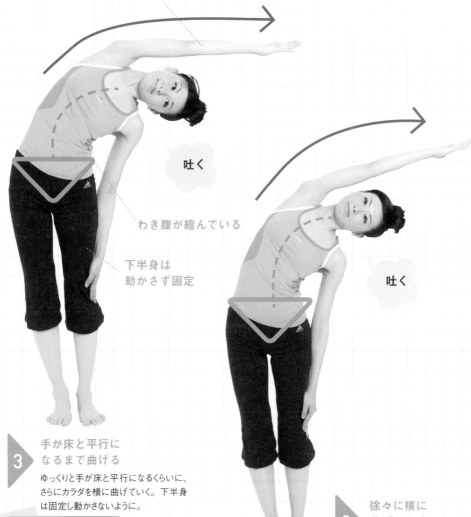

3　手が床と平行に
　　なるまで曲げる

ゆっくりと手が床と平行になるくらいに、
さらにカラダを横に曲げていく。下半身
は固定し動かさないように。

5秒キープ

2　徐々に横に
　　曲げていく

息を吐きながら、背中を丸
めずに、ゆっくりとカラダを
横に曲げていく。

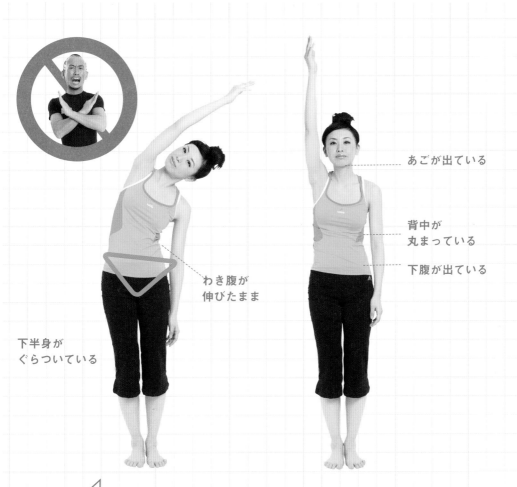

あごが出ている

背中が
丸まっている

下腹が出ている

わき腹が
伸びたまま

下半身が
ぐらついている

こんな人は
NGポーズになりがち！

・猫背
・首が前に出ている
・骨盤が後傾ぎみ
・背中、わき腹の筋肉がかたい

悪い姿勢では、
カラダは横に曲がらない

猫背であごが出ている悪い姿勢では、
どんなに力を加えてもカラダは中途半
端にしか曲がらず、筋肉も伸びない。

ラク～に側屈ができるようになる裏ワザへGO!!

胸椎12番を支点に横に倒していく

P54の後屈と同じように、動かしたい骨のイメージを思い浮かべながら行なうことで、筋肉をより伸ばしやすくやわらかくします。

こんな風に！

**胸椎の12番を意識し
そこを支点に
上体を横に倒す**

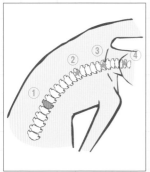

※図はイメージです。

4つの骨を意識して！

①（胸椎の12番）→②（胸椎の5番）→③（頚椎の7番）→④（頚椎の2番）の骨を順々に意識しながら上半身を徐々に横に倒していく。支点となるのは胸椎の12番！

吐く

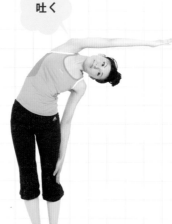

2
**胸椎の5番～
頚椎の2番までスライド**

次に、図の②を意識しながら横に倒し、そして③、最後に④（あごの付け根）を意識しながら上半身をさらに倒していく。

吐く

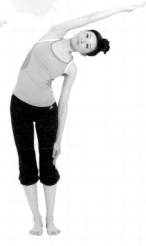

1
胸椎の12番から横に倒す

腕を上げ、左の図の①（胸椎の12番）を支点にゆっくり上半身を横に曲げていく。

裏ワザの
なぜ？

やわらかくなる理由

動かす骨の位置を脳内でイメージすると、カラダはよく曲がる！

後屈と同じく、なんとなくカラダを動かすよりも、動かしたい部分を意識することで、カラダはさらに動かしやすくなります。動かしたい骨をスライドさせていくようなイメージを持つことで、カラダはイメージに近い動きをすることができるのです。

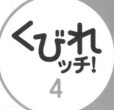

上体ねじり

くびれッチ! 4

下半身を固定し、上半身のみを左右にねじる動き。お腹まわりの筋肉が伸ばされるので、ウエスト痩せ&くびれづくりに効果大!

1 腰に手を当て正しい姿勢で立つ

脚を少し開き、腰に手を当てて、背すじを伸ばし正しい姿勢で立つ。

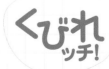

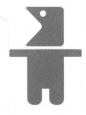

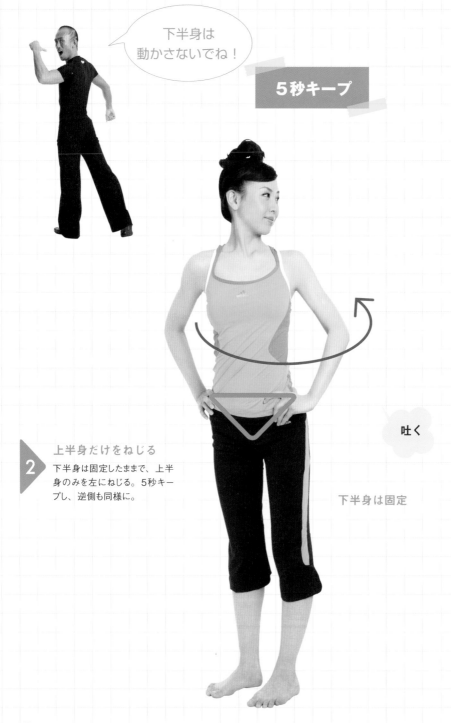

下半身は
動かさないでね！

5秒キープ

吐く

下半身は固定

2 上半身だけをねじる
下半身は固定したままで、上半身のみを左にねじる。5秒キープし、逆側も同様に。

肩が内側に入っている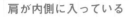

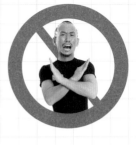

胸・背中が反っていない

下腹が出ている

ひざが曲がっている

✕

 注意 こんな人は
NGポーズになりがち！

・猫背
・首が前に出ている
・骨盤が後傾ぎみ
・背中、お腹がかたい

上半身がねじり
きれていない

悪い姿勢のまま上半身をねじっても、
ねじりきれない。筋肉も使われないた
め、意味がない。

ラク〜に上体ねじりができるようになる裏ワザへGO!!

66

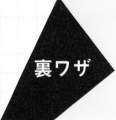
裏ワザ

胸椎の12番を意識する

胸椎の12番を意識するだけで、意識しない時よりもグンとカラダのねじれる範囲が広がります。

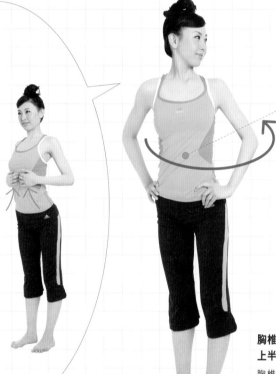

胸椎12番

場所はココ！

**胸椎の12番の
簡単な探し方**

両手で肋骨を下から上に触って、最終地点で両手の指が触れ合うところ。

**胸椎の12番を支点に
上半身をねじる**

胸椎の12番を少し前に押し出すようにしながら、12番を支点に上半身をねじります。

**裏ワザの
なぜ？**

やわらかくなる理由

カラダの構造上、ねじれる角度と支点となる骨が決まっているから！

人体の骨格の構造上、カラダをねじる動きで回る骨は胸椎の12番で角度は35度と決まっています。腰椎はねじることができないので、腰からねじろうとすると骨盤が回ってしまい、下半身が固定されないので注意！

床に座った状態で、上半身を前に倒していきます。カラダのポジション
が重要になってくる動きです。脚の裏側全体の筋肉が伸びるので、むく
みが解消されます！

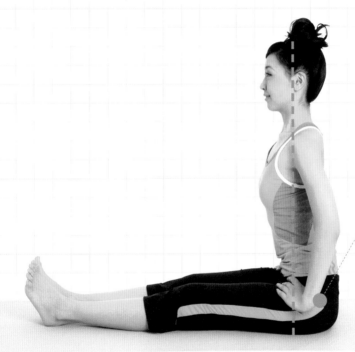

股関節

両脚を前に伸ばして座る

両脚を前に伸ばし、つま先を天井に向けて座る。
背すじを伸ばし、股関節の付け根が上半身よりも
後ろに位置するように、少し腰を反らして、胸を張
って座る。

68

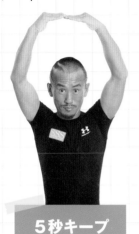

脚の裏が
よく伸びてるよ！

5秒キープ

2 **上体を前に倒す**
背中が丸まらないようにしながら、股関節を支点
に上半身を前に倒す。腕は床に平行にし、まっす
ぐ伸ばし5秒キープ。

吐く

背中はまっすぐ

腕は床に平行にまっすぐ伸ばす

股関節を支点に前傾

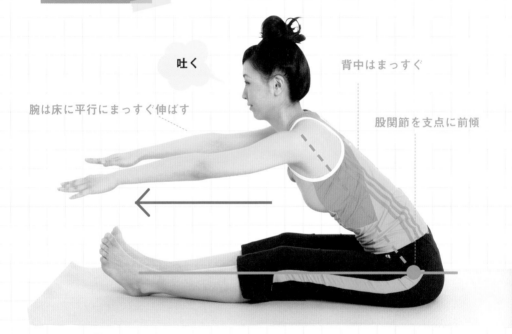

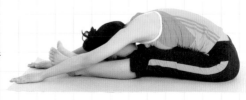

✓

できる人は床に手をつけてみよう
やわらかい人は、ムリのない範囲でカラダを折
り曲げ、床に腕をぺたっとつけても OK。

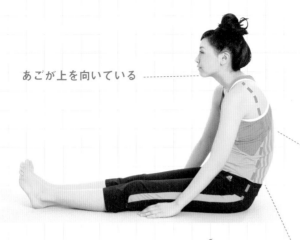

あごが上を向いている

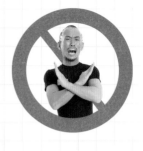

背中が丸まっている

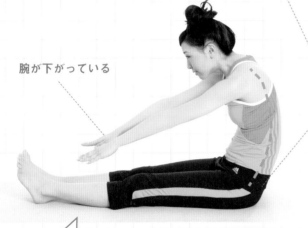

腕が下がっている

骨盤が後ろに傾いている

こんな人は
NGポーズになりがち！

・猫背
・首が前に出ている
・骨盤が後傾ぎみ
・背中、太もも・ふくらはぎの裏側の筋肉がかたい

骨盤の後傾が原因

姿勢が悪く骨盤が後傾しているため、
カラダを前に倒すことができていない。
よって筋肉も正しく伸ばされないので、
痩せ効果もなし！

ラク〜に長座前屈ができるようになる裏ワザへGO‼

裏ワザ
1

上体反らし＆腹式呼吸

腹式呼吸が、筋肉をやわらかくするコツ。上体反らしでお腹の筋肉を伸ばし、さらに呼吸でインナーマッスルに効かせます。

吸う

吐く

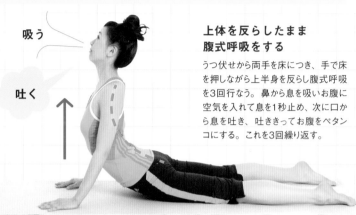

**上体を反らしたまま
腹式呼吸をする**

うつ伏せから両手を床につき、手で床を押しながら上半身を反らし腹式呼吸を3回行なう。鼻から息を吸いお腹に空気を入れて息を1秒止め、次に口から息を吐き、吐ききってお腹をペタンコにする。これを3回繰り返す。

お腹に手を置いて
筋肉の動きを確認！

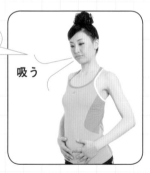

吸う

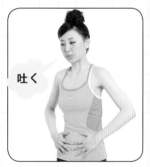

吐く

**慣れない人は
立った状態で練習を！**

鼻から息を吸いお腹をふくらませ1度息を止め、口から息を吐く時には、お腹をペタンコにして吐ききる。

裏ワザの
なぜ？

やわらかくなる理由

お腹の筋肉が伸ばされやわらかくなることで、上半身が前に倒れやすくなる

お腹の筋肉が縮んだままだと、座った状態で骨盤が立たず後ろに傾いてしまい、カラダを前に倒しづらくなります。また、腹式呼吸をすることで、腹筋の奥にあるインナーマッスルが伸ばされ、さらにラクにカラダを前に倒しやすくなるのです。

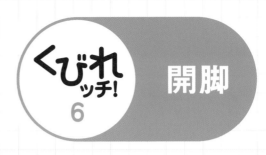

くびれッチ! 6　開脚

苦手な人も多い開脚。脚はムリに大きく開く必要はありません。できない人はムリせずに少しずつほぐしていきましょう。続けていくことでウエストにくびれが出現します！

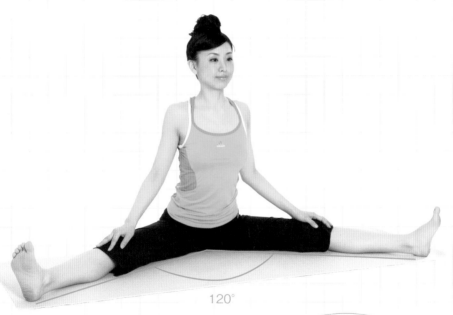

120°

1　両脚を120度開く

両脚を120度の角度に開き、背筋をまっすぐにし、胸を張る。

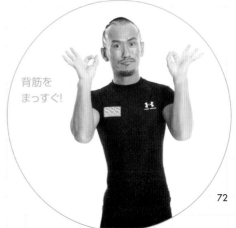

背筋を
まっすぐ！

背中は丸めずまっすぐ

> **2** 背中を丸めずに倒れる
> 背中とひざを曲げずに、まっすぐ前に倒れ、手の
> ひらを床につけて5秒キープ。

ひざは曲げない

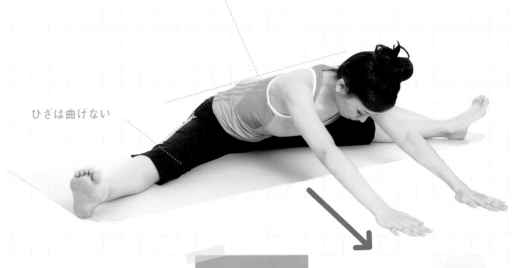

5秒キープ

吐く

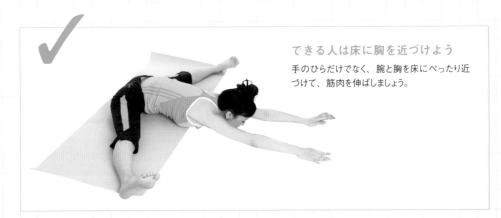

✔ **できる人は床に胸を近づけよう**
手のひらだけでなく、腕と胸を床にぺったり近
づけて、筋肉を伸ばしましょう。

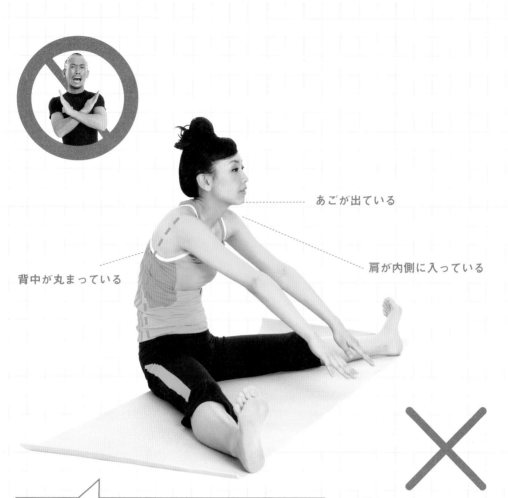

あごが出ている

肩が内側に入っている

背中が丸まっている

**こんな人は
NGポーズになりがち！**

・猫背
・首が前に出ている
・骨盤が後傾ぎみ
・背中、太もも・ふくらはぎの裏側の筋肉がかたい

猫背だと筋肉が伸びない

猫背や、骨盤が後傾している状態だと、カラダが前に倒れていかないため、筋肉もきちんと伸ばされないことに。

ラク〜に開脚ができるようになる裏ワザへGO‼

骨盤セッティング

開脚時に大切なのは骨盤の位置と角度。骨盤を少し前に倒し、より開脚をしやすくするための方法です。

骨盤を立てて腰を反らす

骨盤を立てて、背すじをしっかりと伸ばし少し腰を反らす。骨盤は写真のように前傾した状態。この状態で、上体を前に倒していく。

骨盤を前傾させる

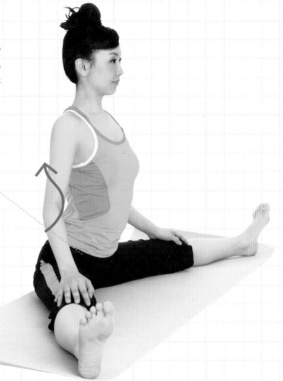

裏ワザの なぜ？

やわらかくなる理由

骨盤を正しい位置にセットすれば、筋肉を伸ばしやすくなる！

骨盤が後ろに傾いた状態で必死に開脚を行なっても、一部の筋肉しか伸びないため、カラダがうまく前に倒れません。骨盤を少し前に倒すことで、開脚時に必要な筋肉がまんべんなく伸ばされるので、開脚がしやすくなります。

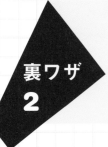

ワイパー開脚

手をワイパーのようにして大きく動かすことで、開脚が行ないやすくなります。
全身の筋肉が伸ばされるので、気持ちがいい裏ワザです。

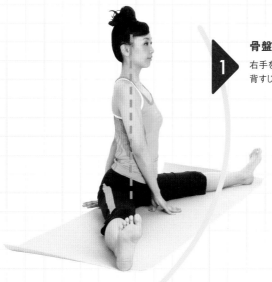

1 **骨盤を立ててスタンバイ**
右手を脚の間に、左手を後ろに置き、
背すじをまっすぐにし骨盤を立てます。

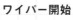

2 **ワイパー開始**
右腕を床と平行になるように前に出
し、前から引っ張られているかのよう
に腕を前に伸ばしながら、骨盤を前傾
させ、ななめ左前に倒れる。

5　右回転終了

伸ばした腕を右足の位置まで回転させたら、そこで5秒キープ。逆側も同様に。計3回行なう。

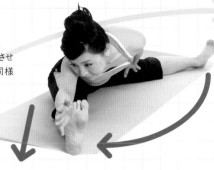

4　そのまま回転を続ける

3の状態のまま、回転をゆっくり続ける。

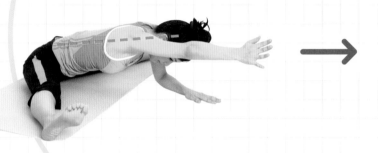

3　右へ回転させていく

引っ張られるようにして、腕を伸ばした状態のまま、上半身と腕を右へ移動させていく。

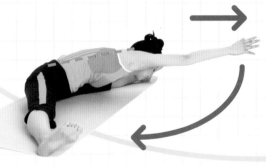

裏ワザのなぜ？

やわらかくなる理由

股関節の付け根が集中的にストレッチされ、やわらかくなるから！

骨盤と共に、より脚を開きやすくするのに必要なのが股関節の柔軟性。ワイパー開脚で股関節の筋肉を伸ばしたりねじったりすることでやわらかくなり、より開脚がしやすくなるというわけです。

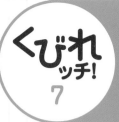

首を横に倒す

くびれッチ！7

重い頭を支えたり動かしたりと、大切な役割をしている首。常に酷使されているので、十分に伸ばすことが大切。こりがなくなれば肩コリ解消、小顔効果も期待できます。

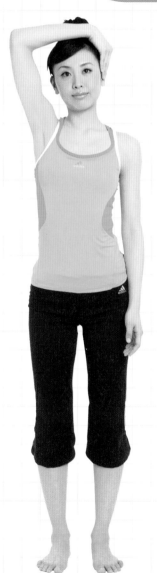

1 手を頭にかける
姿勢を正し、右手を頭にかける。

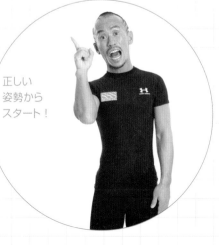

正しい
姿勢から
スタート！

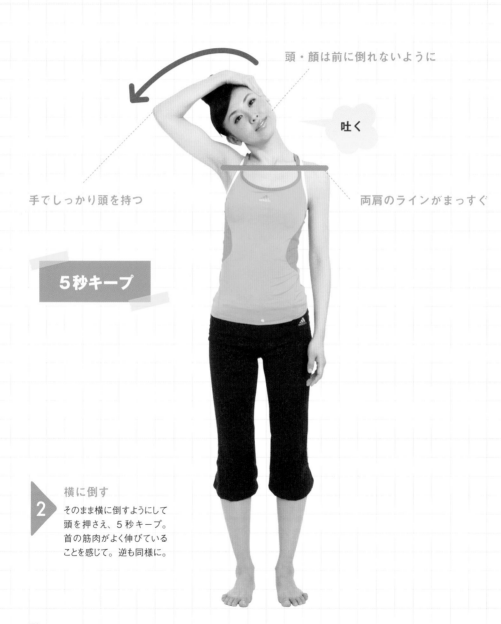

頭・顔は前に倒れないように

吐く

手でしっかり頭を持つ

両肩のラインがまっすぐ

5秒キープ

2 横に倒す
そのまま横に倒すようにして
頭を押さえ、5秒キープ。
首の筋肉がよく伸びている
ことを感じて。逆も同様に。

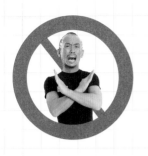

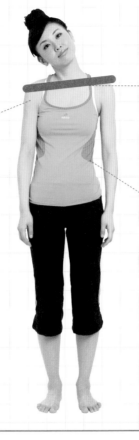

肩のラインが崩れている

肩が内側に入っている

背中が丸まっている

こんな人は
NGポーズになりがち！

・猫背
・肩が内側に入っている
・骨盤が後傾ぎみ
・首〜肩、背中がかたい

カラダのラインが崩れている
肩が内側に入り、姿勢が崩れている
ので、首がほとんど横に倒れません。

ラク〜に首を横に倒せるようになる裏ワザへGO!!

反対圧力かけ

首の筋肉をやわらかくするには、同時に反対の方向へ力を加え合う裏ワザを。力を入れて伸ばす筋肉とは逆側の筋肉がリラックスして伸びやすくなります。

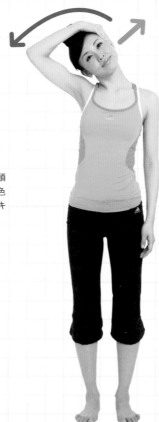

反対の力を加え合う

右手は緑の矢印の方向に力を加え頭を押さえようとし、頭は反対側の水色の矢印の方向に力を加える。5秒キープして逆側も同様に。

5秒キープ

裏ワザのなぜ？

?

やわらかくなる理由

反対側の筋肉に力を入れることで効率的に首の筋肉をやわらかくできる！

P52と同じように、リラックスさせたい筋肉の反対側の筋肉を緊張させることで、効果的に伸ばすことができます。写真では首の右側をリラックスさせるために、左側に力を加えて伸ばしています。

くびれッチ！体験レポート

ラクして痩せたい3名の女性が、くびれッチを体験。たった5秒でどれくらいの即効性があるのか、はたまた2週間続けた時のボディラインの変化は……？ 短期間での、彼女たちのサイズ変化に注目!

撮影協力／NEC Avio 赤外線テクノロジー

くびれッチ！を5秒体験

サイズ

after

− 4.0cm

わずか5秒でくびれが出現。お腹の筋肉が伸びてラインに変化が。

before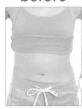

パンツの上に、お腹の肉がのってしまっているのが残念。

やわらかさ

after

7cmアップ!

裏ワザを試したところ、グンと記録が伸びました!

before

かろうじて床に触れるくらい。また、姿勢がゆがんでいる印象。

± 0cm

体温変化

after

before

真っ青だった脚の体温が上昇。ふくらはぎがオレンジ色になり温まってきています。

下半身が特に真っ青でオレンジ色の部分がほとんどナシ! 末端まで冷えています。

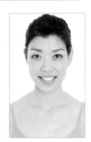

エントリー No.1

林 華代さん
（34歳・会社員）

便秘がちで冷え性が悩み。最近、お腹まわりにつく脂肪が気になります。猫背気味な姿勢も正して、全身スッキリさせたい!

さらに2週間続けたところ……

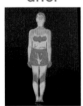

before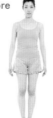

after

『ウエストが大幅サイズダウン！便秘も解消しペタンコお腹に』

ウエスト	− 5.2cm
太もも	− 2.7cm
お尻	− 2.0cm

ボディラインと柔軟性はいかに？

くびれッチ！を5秒体験

after　　サイズ　　before

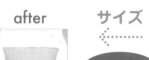

−4.0cm

キュッ！　とくびれたウエストに即効で変身！

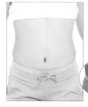

くびれは少しあるものの、ぽっこりボリュームのあるお腹。

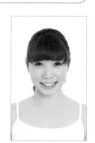

エントリー No.2
榎本明子さん
（28歳・会社員）

カラダがかたく、前屈でも床に手がついたことがありません。デスクワークの毎日で下半身太りが悩み。メリハリボディに憧れます。

after　　やわらかさ　　before

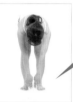

7cmアップ！

床に全然手がつかなかったのが、大分近いてきました！

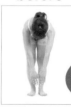

かなりかたく、上半身がほとんど曲がらないという状態。

−12cm

after　　体温変化　　before

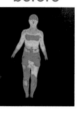

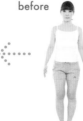

オレンジの分量は少ないものの、グリーン、イエローの割合が増えて、徐々にポカポカに。

全体的にブルーの面積が多く、カラダ全体がまんべんなく冷えています。

さらに2週間続けたところ……

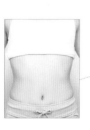

before

after

『きれいなくびれに感激！腰痛も軽減されました』

ウエスト	− 3cm
お尻	− 1.5cm
二の腕	− 1.7cm

くびれッチ！を５秒体験

サイズ

after

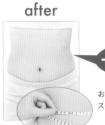

before

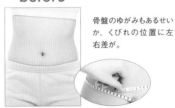

－3.0cm

お腹まわりが全体的に、スッキリ。くびれも！

骨盤のゆがみもあるせいか、くびれの位置に左右差が。

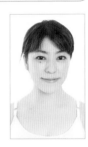

エントリー No.3
石先宏美さん
（34歳・会社員）

内臓下垂のせいか、下腹がぽっこり出ているのを解消したい。内股気味でO脚な下半身も気になるのでスッキリさせたい。

やわらかさ

after

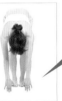

before

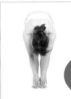

6cmアップ!

正しいポジションで前屈すればこんなにも筋肉が伸びる！

必死に伸ばしてみても、指先がちょうど床に触れるくらい。

± 0cm

体温変化

after

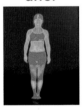

before

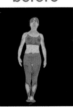

下半身はグリーンに上昇。上半身もオレンジ色の割合が増えました！

下腹から太ももにかけてが真っ青！　かなり冷えている状態です。

さらに2週間
続けたところ……

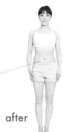

after

before

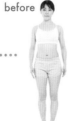

『お腹に縦すじができた！ 気持ち良くて、くびれもできて最高!!』

ウエスト	－ 3.5cm
太もも	－ 3.2cm
二の腕	－ 1.3cm

84

カラダの不調もラクラク解消！

悩み別 くびれッチ！ メニュー

肩コリ

デスクワークなどで首を前傾した姿勢を長時間続けていると、首から肩周辺の筋肉が緊張し、肩コリの原因に。良く伸ばす＆余計な負荷がかからない正しい姿勢を心がけることが大切です。

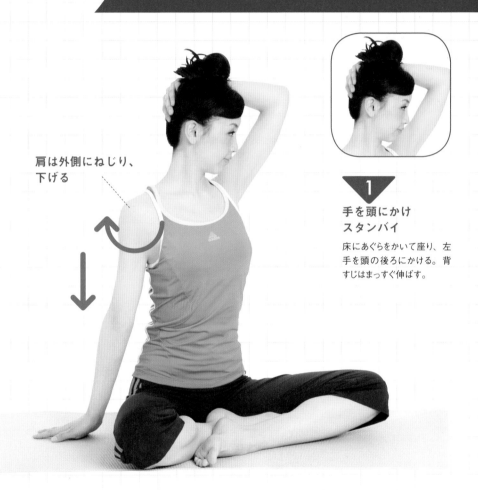

肩は外側にねじり、
下げる

1

**手を頭にかけ
スタンバイ**

床にあぐらをかいて座り、左手を頭の後ろにかける。背すじはまっすぐ伸ばす。

2 反対側の肩を後ろにねじり、下げる

右肩と右手を外側にねじり、肩を下げる。姿勢は
正しい状態をキープしていること。

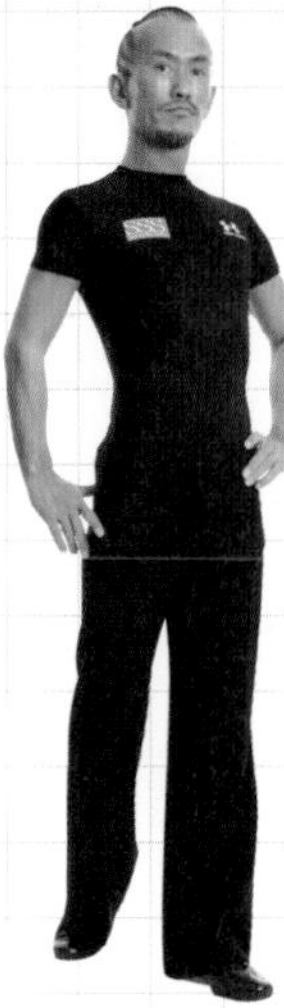

首〜肩にかけて
ゆっくりと
伸ばしましょう

立って
行なっても
OK！

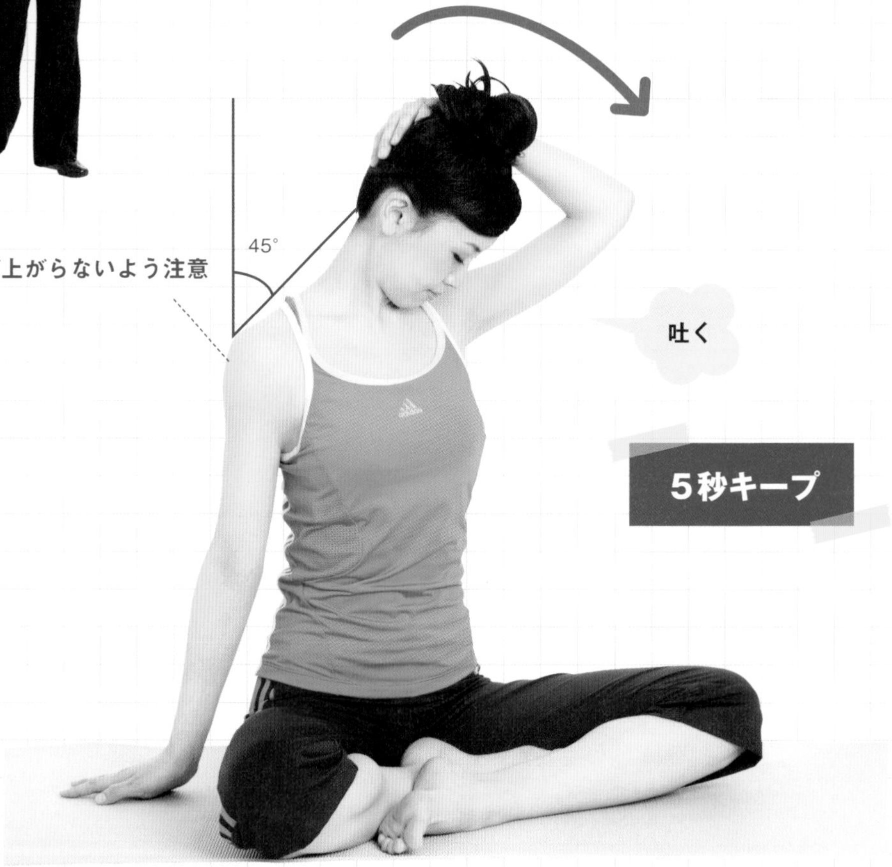

45°

肩が上がらないよう注意

吐く

5秒キープ

> ### 3 首を倒す
> 首を斜め左下に、45度押し下げ5秒キープ。肩は上がらないように意識的に下げておく。逆側も同様に行なう。

悩み 2 腰痛

運動不足や悪い姿勢・歩き方を続けると、腰に負担がかかり腰痛の原因になります。寝ながらできる簡単メニューで、腰まわりの筋肉を良くほぐし、こわばりを解消していきましょう。

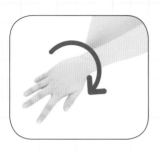

親指が外側になるように
腕をねじる

腕を親指が外側にくるようにねじる。手のひらは
床側に。

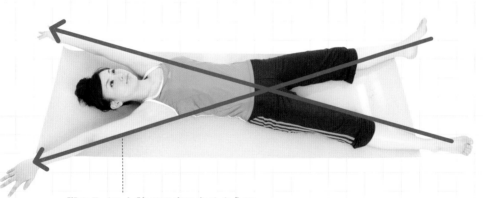

脚のラインと腕が X 字になるように
まっすぐ伸ばす

あお向けに寝て、腕を上げる

あお向けに寝て、腕を伸ばし、腕を外側にねじる。
写真のように、脚と腕のラインを結ぶと X を描くよ
うにする。

88

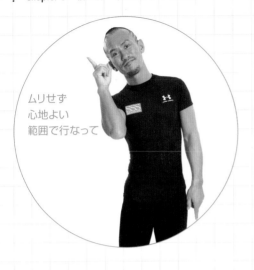

ムリせず
心地よい
範囲で行なって

つま先を自分のカラダに近づけるように

足首を立てて、つま先を自分のカラダに向けます。

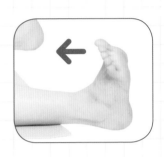

5秒キープ

吐く

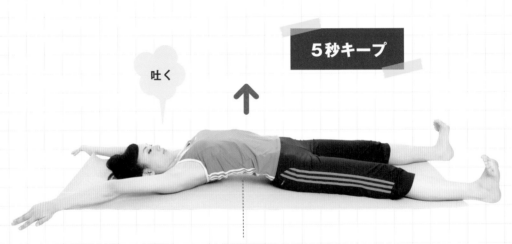

床から浮かすようにして、
背中を反らす

2 **足首を立てて、背中を反らす。**

足首を立てて、つま先を自分のカラダに向ける。
床から浮かすように背中を反らしたまま5秒キープ。
あごは引いておく。

89

悩み 3　冷え性

すべてのくびれッチが冷え解消に効果がありますが、特に気になる脚の冷えを解消するメニューはこちら。オフィスなど、気がついたときにどこでもできるのが◎。マメに行なうと良いでしょう。

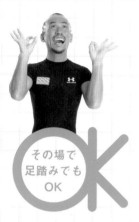

その場で足踏みでもOK

歩けない状況の時には、その場でかかとのみを使った足踏みをしても効果はあります。

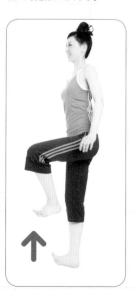

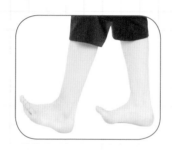

つま先を上に向けるのがポイント

つま先を床につけないように上げ、かかとのみを使って、トコトコ歩く。

つま先をつけずにかかとのみで歩く

つま先を上げ、かかとだけで3分歩く。ふくらはぎの筋肉が伸び、むくみのもととなる老廃物を排出する。

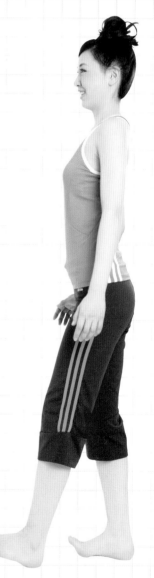

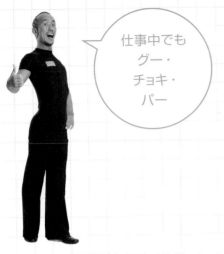

仕事中でも
グー・
チョキ・
パー

足の指でじゃんけんをする

足の指を縮めたり、広げたりして、じゃんけんのグー・チョキ・パーの形をつくる。足指を色んな方向へ動かすことで、脚の筋肉がほぐされ冷えが解消。

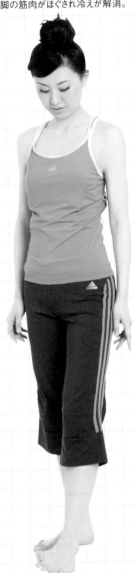

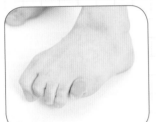

グー

足の指をすべてギュッと曲げて、なるべく丸い形に近づけるようにする。

チョキ

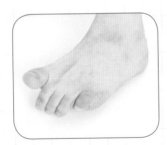

親指とその他の4本の指を、それぞれ前後に動かす。逆も同様に。

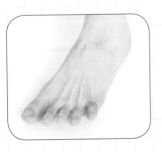

パー

足の指を思い切り広げる。5本の指の間すべてに、すきまができるくらい広げる。

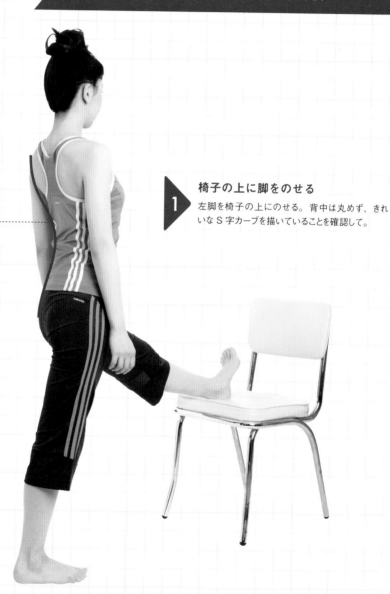

悩み 4 生 理 痛

骨盤を開くメニューで痛みを軽減させましょう。生理中は本来、骨盤が開いていますが、骨盤のゆがみや生活習慣などが原因で骨盤の開閉がスムーズに行なわれないと、生理痛の原因になることもあります。

腰は
S字ラインを
キープ

1 **椅子の上に脚をのせる**
左脚を椅子の上にのせる。背中は丸めず、きれいなS字カーブを描いていることを確認して。

2 **カラダを前に返し、右脚を曲げる**

カラダを前に返す。左脚は横向きに。右ひざをゆっくり曲げて5秒キープ。腰椎は湾曲を描き、骨盤は開いているのを感じながら行なって。逆の脚も同様に行なう。

ゆっくり
骨盤を
開いて
いきましょう

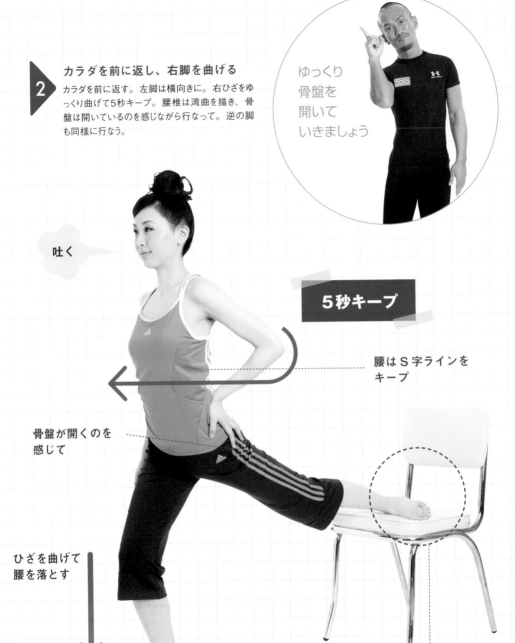

吐く

5秒キープ

腰はS字ラインを
キープ

骨盤が開くのを
感じて

ひざを曲げて
腰を落とす

脚は横向きに

悩み 5 たるんだ二の腕

肩甲骨と二の腕の筋肉はつながっているため、肩甲骨まわりの筋肉がかたくなると、二の腕の血液循環も悪くなり、老廃物がたまり太くなります。肩甲骨をほぐして、二の腕をスッキリさせましょう。

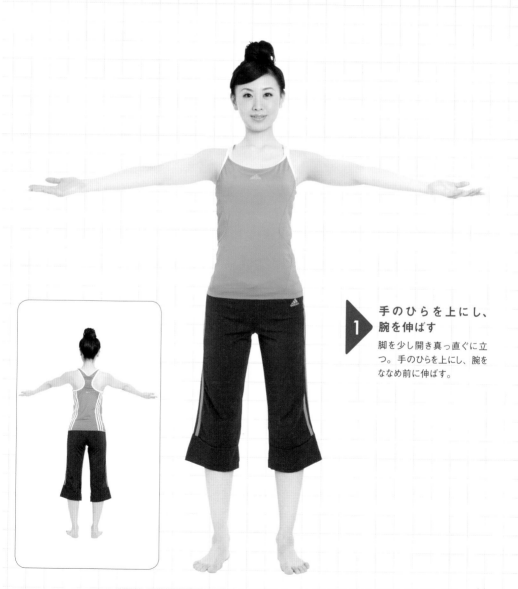

1 手のひらを上にし、腕を伸ばす

脚を少し開き真っ直ぐに立つ。手のひらを上にし、腕をななめ前に伸ばす。

肩甲骨を意識！

2 **両腕を後ろに引く**

手をグーにして、両腕を後ろに引く。このとき肩甲骨を中央に寄せるように意識して動かすこと。5秒キープ。

吐く

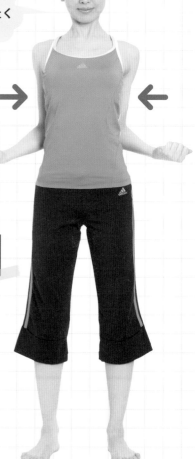

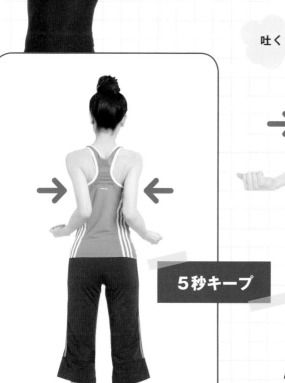

5秒キープ

肩甲骨を中心に寄せるイメージで力を入れる

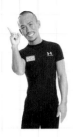

鎖骨の角度をチェックしよう！

鎖骨の角度を見れば、正しい姿勢か、悪い姿勢かがわかります。常に意識してみて！

  Ｖの字に近い

猫背の人

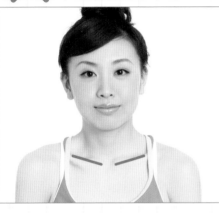

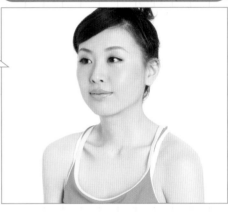

猫背になると鎖骨がＶ字のように斜めになります。肩が内側に巻き込まれることで、このような形に。鎖骨がこんな形になっていたら、姿勢を正すように！

まっすぐライン

正しい姿勢の人

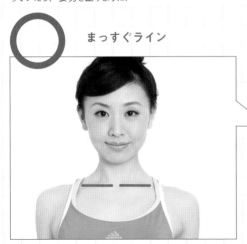

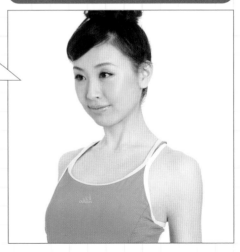

背すじがまっすぐで正しい姿勢だと、鎖骨もまっすぐなラインになります。肩と胸が開き、見た目もきれい。

今すぐボディをキレイに見せるテク！

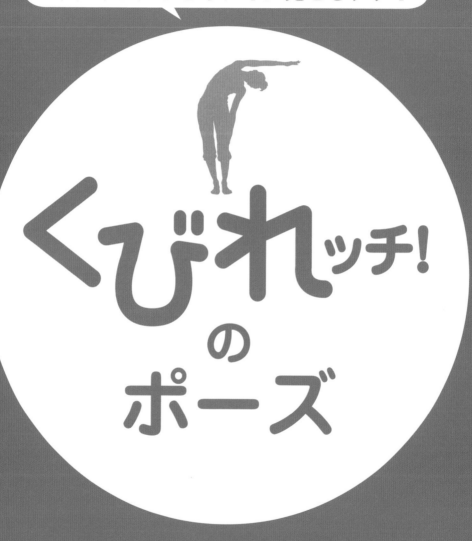

くびれッチ!
の
ポーズ

電車の中で つり革を持つ

姿勢が崩れたままつり革をつかむと、肩や腕に重力がかかり、それを支えようと筋肉は緊張し、かたくなってしまいます。ポーズを覚え、正しい姿勢を保ちましょう。

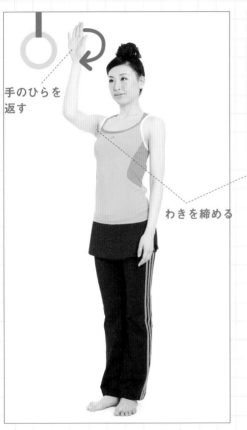

手のひらを返す

わきを締める

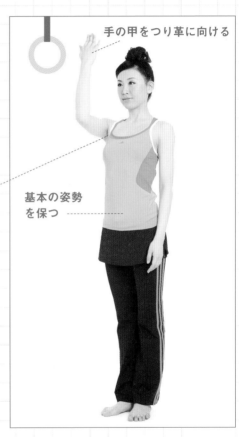

手の甲をつり革に向ける

基本の姿勢を保つ

手のひらを返す

わきを締め、腕を上げたまま、手のひらを返す。

手の甲をつり革に向ける

脚をそろえてまっすぐに立つ。わきを締めて腕を上げ、手の甲を、つり革側に向ける。

猫背で重心が後ろ

後ろに重心がかかった状態でつり革を
つかむと、肩と腕に負担がかかり太くな
る原因に。下腹もぽっこり。

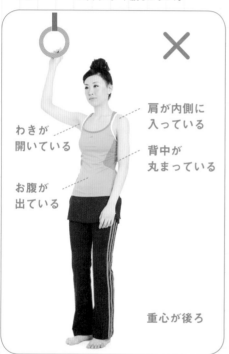

わきが
開いている

肩が内側に
入っている

背中が
丸まっている

お腹が
出ている

重心が後ろ

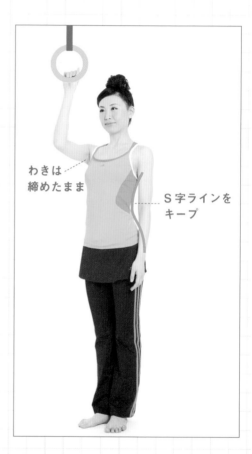

わきは
締めたまま

S字ラインを
キープ

▼
3

つり革ポーズ完成！

そのままの姿勢で、つり革をつかむ。

椅子に座る

ラクだからといって背もたれに寄りかかって座っていると、背中はS字ではなくC字カーブになります。
腹筋が縮み、肩や背中、腰に負担がかかるなど、いいことなし！

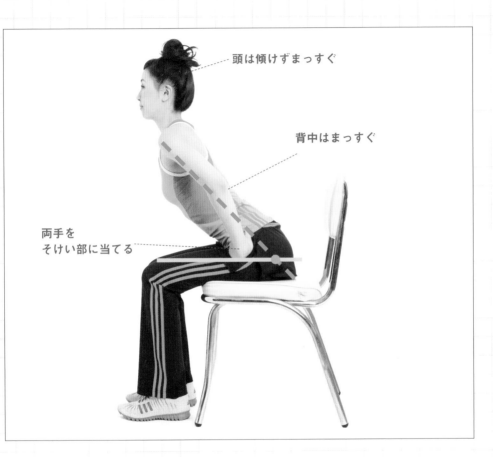

頭は傾けずまっすぐ

背中はまっすぐ

両手を
そけい部に当てる

1

そけい部に手をおき、上体を前に

椅子に深く腰かけ、そけい部（太ももの付け根）に両手を
おく。腰を反らしながら上体を前に倒し10秒キープ。

ラクな姿勢はトラブルのもと
背もたれに寄りかかると、頭の重さを首だけで支えることになり、首〜肩まわりの筋肉をかたくし、肩コリの原因に。

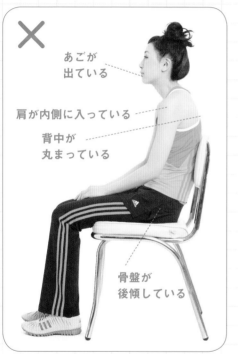

✕

あごが
出ている

肩が内側に入っている

背中が
丸まっている

骨盤が
後傾している

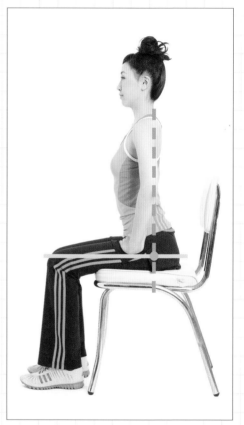

2

座りポーズ完成！
股関節を支点にゆっくりと上体を起こす。背もたれに寄りかからず、太ももとお尻でカラダを支える。

パソコン作業

パソコン作業に集中すると、つい前かがみな姿勢になってしまう、という人も多いはず。肩や腕に負荷がかかり、筋肉がかたくこって疲れやすくなり手の動きが鈍くなることも。

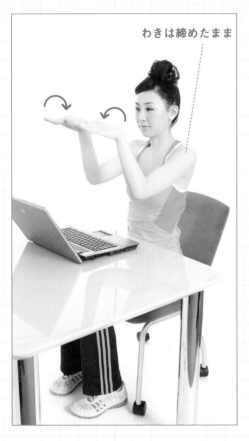

わきは締めたまま

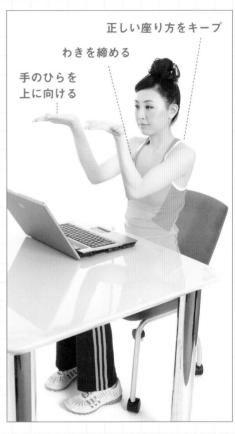

正しい座り方をキープ

わきを締める

手のひらを
上に向ける

手のひらを裏返す

わきを締め、ひじを曲げたまま手のひらを裏返し、下に向ける。姿勢はまっすぐに保つ。

わきを締め手のひらを上に向ける

姿勢を正し椅子に座る。ひじを曲げ、両腕を目の高さに上げ、手のひらを上に向ける。

姿勢が崩れると疲れも倍増！

背中が丸まり肩が内側に入った姿勢で
作業を続けると、首と肩の筋肉ばかり
が使われ、疲労が蓄積されることに。

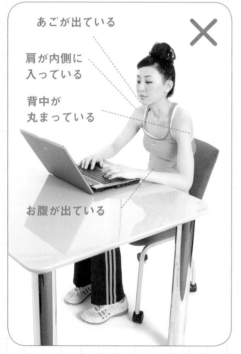

あごが出ている

肩が内側に
入っている

背中が
丸まっている

お腹が出ている

✕

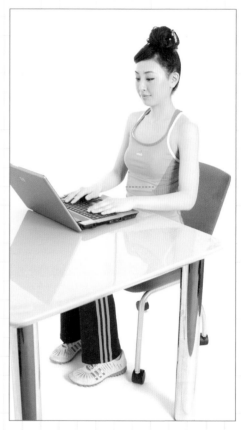

3

パソコン作業ポーズ完成！

そのまま腕を下げ、キーボードに手をのせる。肩が内側に
入らないように注意。

文字を書く

パソコン作業同様、文字を書く時も正しい姿勢を保ちましょう。悪い姿勢を長時間続け、筋肉に負担をかける時間が長くなればなるほど、いろいろな不調のもとに!

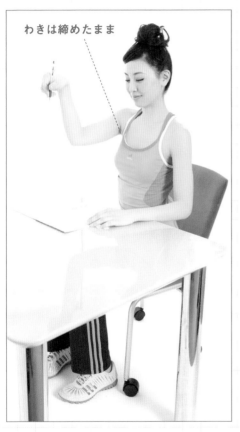

わきは締めたまま

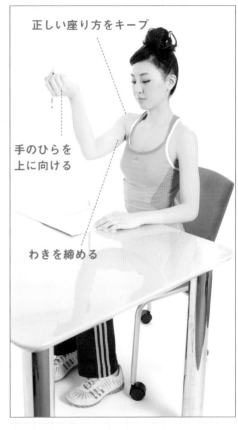

正しい座り方をキープ

手のひらを
上に向ける

わきを締める

手のひらを裏返す

わきを締め、ひじを曲げたまま手のひらを裏返し、ペン先を下に向ける。

わきを締めてペン先を上に向ける

姿勢を正し椅子に座る。ペンを持ち、ひじを曲げて目の高さに腕を上げ、手のひらを上に。

姿勢が崩れると文字も崩れる！

肩や腕に負担がかかった状態。腕の
筋肉が疲れると、手の動きが雑になり、
文字も乱れがちに。

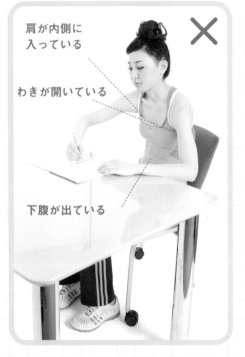

肩が内側に
入っている

わきが開いている

下腹が出ている

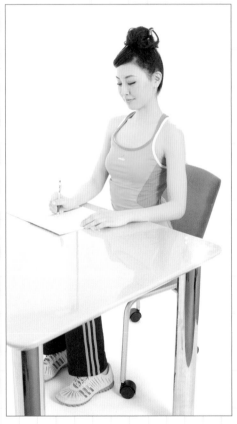

文字を書くポーズ完成！

そのまま腕を下げれば完成。自然にわきが締まっている状
態に。肩が内側に入らないように注意すること。

ポーズ 5 歩く

カラダ全体を使って歩くのが基本。脚だけを使って歩くと疲れやすく、ひざが曲がり見た目も美しくありません。正しい姿勢で歩けば、全身の筋肉が伸びて、ストレッチにもなります。

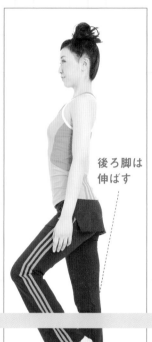

後ろ脚は
伸ばす

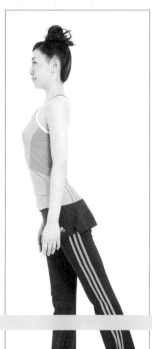

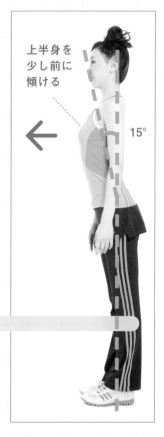

上半身を
少し前に
傾ける

15°

←

3

お腹を伸ばして前に進む

お腹もしっかり伸ばして、次に反対の脚を上げる。この時も後ろ脚はしっかり伸びているのを確認して。

2

カラダは曲げずに平行に

肩とお腹が地面と平行にスライドしていくような感覚で、右脚を踏み出す。後ろ脚はしっかり伸ばす。

1

胸を前に押し出しスタート

正しい姿勢で立った状態から、上半身を15度ほど前に傾けるように、胸を前に押し出す。

後ろから見ると……

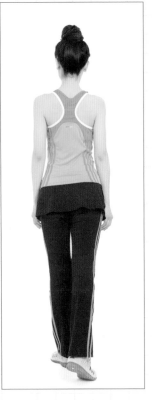

後ろから見て、脚が
中心に向かって締ま
っている状態が正し
い姿勢。お尻もキュ
ッと締めて。

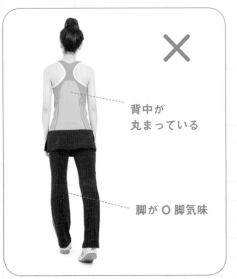

×

背中が
丸まっている

脚がО脚気味

4

上半身を先に前に出して歩く

後ろの脚を伸ばしたまま、上半身を前に押し出し、かかとか
ら着地。重心を前脚に移動させつま先を下ろす。脚の着
地点と胸の位置が同じになるように。

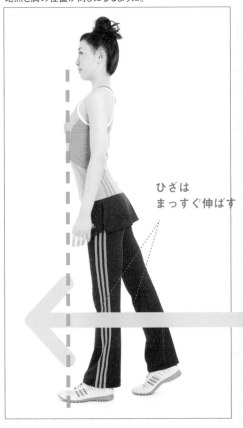

ひざは
まっすぐ伸ばす

脚が開き、О脚気味に

脚が外側に開き、内股に。お尻も垂
れ下がり、ウエストもずん胴に。

ハイヒールで歩く

女性のおしゃれに欠かせない、ハイヒール。ただ、間違った歩き方をすると、ひざが曲がり脚や腰を痛めることに。正しく歩けばエクササイズにもなるので、ぜひ覚えて!

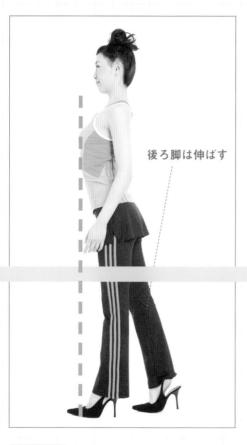

後ろ脚は伸ばす

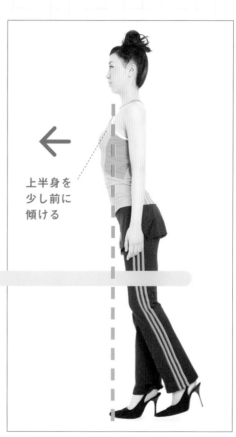

上半身を少し前に傾ける

 2

母指球から着地する

かかとではなく、母指球から着地する。胸を前に出し、拇指球のラインに位置することを常に意識して。後ろの脚は伸ばす。肩甲骨を寄せて猫背にならないように。

 1

胸を前に押し出す

足の母指球(足の親指の付け根)のラインより胸が前になるように胸を前に押し出し、踏み出す準備を。

かかとからの踏み出しは NG

かかとから脚を踏み出すと、ひざが必ず曲がります。またヒールの場合、着地もかかとからは NG。

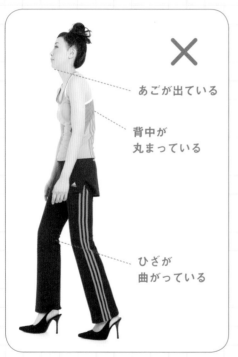

✕

あごが出ている

背中が
丸まっている

ひざが
曲がっている

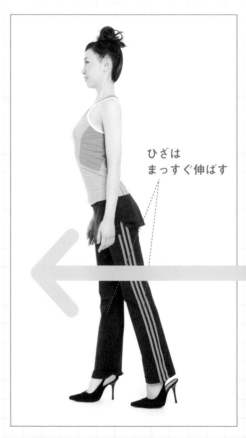

ひざは
まっすぐ伸ばす

3

胸を張って歩く

次に、逆の脚も同様にして踏み出し、前に進む。

ポーズ 7 階段の上り下り

前かがみになって階段を上ると、背骨が曲がりカラダの重みが脚にかかります。歩き方同様、まっすぐな姿勢をキープし、後ろの脚を伸ばしながら上るように、心がけましょう。

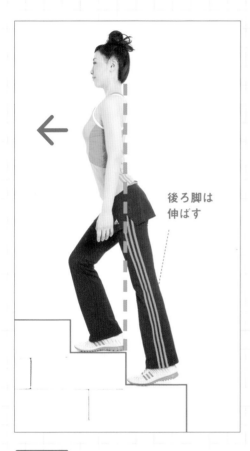

←

後ろ脚は
伸ばす

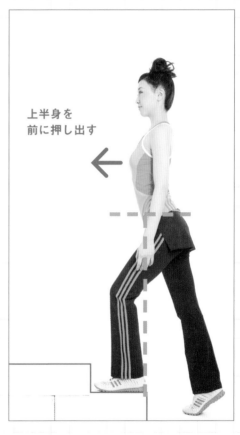

上半身を
前に押し出す

←

反対の脚も同様に

上半身を前に押し出したまま、反対の脚のかかとから1段上にのせる。後ろの脚をしっかり伸ばし、背骨も前に押し出す。

上半身を前に出して上っていく

階段にかかとをのせたら、かかとのライン上に腰がくるように上半身を前に出す。その時、背骨も前に押し出す。

上りはかかとから、下りは母指球から

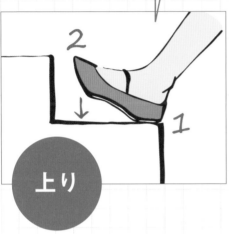

上り

かかとをつけ、次に母指球へ2カウントで着地する。足の裏全体をぺたぺたつけるのは NG。

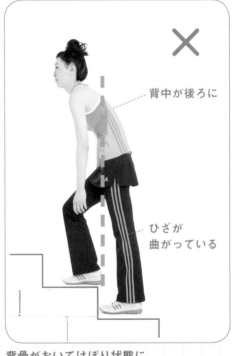

背中が後ろに

ひざが曲がっている

背骨がおいてけぼり状態に

脚だけが先に前に進み、上半身が取り残されている状態。カラダの重みが脚にかかり、むくみの原因に。

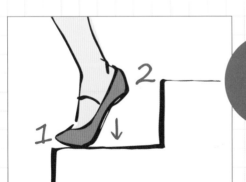

下り

上りとは逆に、母指球からかかとへと、2カウントで着地する。

カバンを持つ

ふだんあまり意識しないカバンの持ち方。持ち方次第では二の腕を太くさせる原因になります。カラダへの負担を軽くし、見た目も綺麗に見せるにはちょっとしたコツがあります。

肩にかける

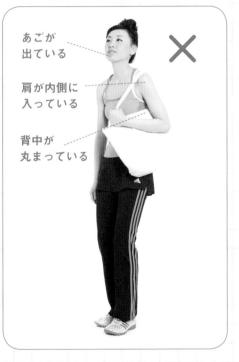

あごが
出ている

肩が内側に
入っている

背中が
丸まっている

×

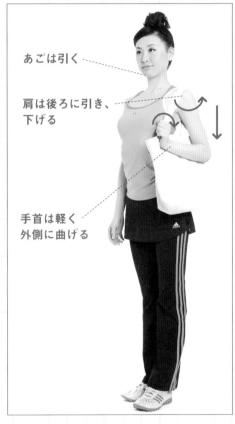

あごは引く

肩は後ろに引き、
下げる

手首は軽く
外側に曲げる

肩と腕への負担が大！

猫背で肩が内側に入った状態でカバンを持つと、腕と肩に負荷がかかり、二の腕を太くさせ、肩コリを引き起こす。

肩と手首の位置に注意

正しい姿勢で立ち、カバンを肩にかける。肩ひも部分を手で軽くにぎる。肩と腕を後ろに引き、下げる。手首を軽く外側に向ける。

腕にかける

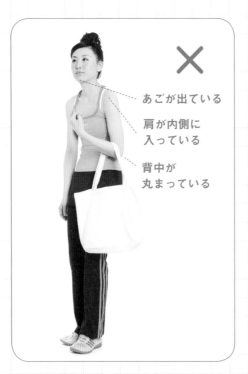

✕

あごが出ている

肩が内側に
入っている

背中が
丸まっている

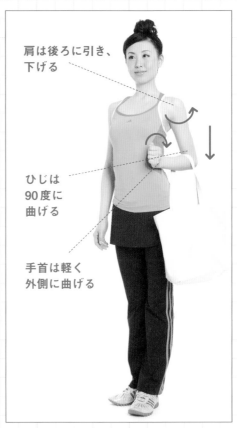

肩は後ろに引き、
下げる

ひじは
90度に
曲げる

手首は軽く
外側に曲げる

背中が丸まって老けた印象に

姿勢が崩れると、肩と腕でカバンを支えることになり、常に
筋肉が緊張している状態に。

二の腕をぐっと後ろに引いて持つ

ひじにカバンをかけ、90度に曲げる。肩は後ろに引き下げ
る。手首を外側に軽く曲げる。

手で持つ

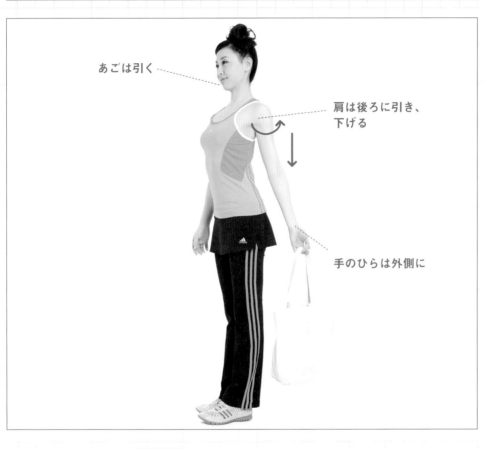

あごは引く

肩は後ろに引き、
下げる

手のひらは外側に

二の腕をねじりながら後ろに引く

カバンを手で持つ。そのまま二の腕を外側にねじり、後ろ
に引く。手のひらは外側を向いた状態。肩と胸を開く。

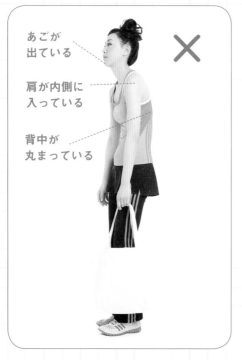

あごが
出ている

肩が内側に
入っている

背中が
丸まっている

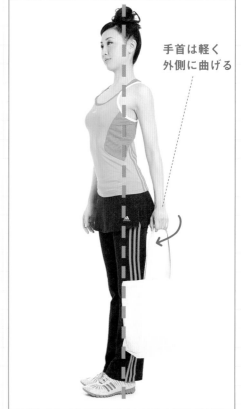

手首は軽く
外側に曲げる

カバンの重みがダイレクトに
腕にかかる

猫背でお腹が縮んでいるので、カバンを
腕と肩だけで支えることに。

二の腕はカラダの中心ラインより後方に

ひじの位置はそのままで手のひらのみを裏返す。手のひら
は内側を向く。肩と胸は開いたまま。二の腕はカラダの中
心より後ろに下がっている。

くびれッチ！ダイアリー

・1日に何回くびれッチを行なったか、記録していきましょう。
・メモ欄は自由に使いましょう。カラダの変化で気になったことや、今日思ったことなど何を書いても OK です。

／ （ ）	／ （ ）	／ （ ）	月／日（曜日）
（ 回）	（ 回）	（ 回）	前屈
（ 回）	（ 回）	（ 回）	後屈
（ 回）	（ 回）	（ 回）	側屈
（ 回）	（ 回）	（ 回）	上体ねじり
（ 回）	（ 回）	（ 回）	長座前屈
（ 回）	（ 回）	（ 回）	開脚
（ 回）	（ 回）	（ 回）	首を横に倒す
☀	☀	☀	朝
☀	☀	☀	昼
🌙	🌙	🌙	夕
★	★	★	★ 間食
（ あり・なし ）	（ あり・なし ）	（ あり・なし ）	便通
✏	✏	✏	メモ

1週目

／　（　　）	／　（　　）	／　（　　）	／　（　　）
（　　　　回）	（　　　　回）	（　　　　回）	（　　　　回）
（　　　　回）	（　　　　回）	（　　　　回）	（　　　　回）
（　　　　回）	（　　　　回）	（　　　　回）	（　　　　回）
（　　　　回）	（　　　　回）	（　　　　回）	（　　　　回）
（　　　　回）	（　　　　回）	（　　　　回）	（　　　　回）
（　　　　回）	（　　　　回）	（　　　　回）	（　　　　回）
（　　　　回）	（　　　　回）	（　　　　回）	（　　　　回）
☀	☀	☀	☀
☀	☀	☀	☀
☾	☾	☾	☾
★	★	★	★
（　あり・なし　）	（　あり・なし　）	（　あり・なし　）	（　あり・なし　）
✎	✎	✎	✎

くびれッチ！ダイアリー

・1日に何回くびれッチを行なったか、記録していきましょう。
・1週目と比べてどのようにカラダが変化してきているか書いてみましょう。

／ （ ）	／ （ ）	／ （ ）	月／日（曜日）	
（ 回）	（ 回）	（ 回）	前屈	
（ 回）	（ 回）	（ 回）	後屈	
（ 回）	（ 回）	（ 回）	側屈	
（ 回）	（ 回）	（ 回）	上体ねじり	
（ 回）	（ 回）	（ 回）	長座前屈	
（ 回）	（ 回）	（ 回）	開脚	
（ 回）	（ 回）	（ 回）	首を横に倒す	
☀	☀	☀	朝	食事内容
☀	☀	☀	昼	
🌙	🌙	🌙	夕	
★	★	★	★ 間食	
（ あり・なし ）	（ あり・なし ）	（ あり・なし ）	便通	
✏	✏	✏	メモ	

2週目

／ （ ）	／ （ ）	／ （ ）	／ （ ）
（ 回）	（ 回）	（ 回）	（ 回）
（ 回）	（ 回）	（ 回）	（ 回）
（ 回）	（ 回）	（ 回）	（ 回）
（ 回）	（ 回）	（ 回）	（ 回）
（ 回）	（ 回）	（ 回）	（ 回）
（ 回）	（ 回）	（ 回）	（ 回）
（ 回）	（ 回）	（ 回）	（ 回）
🌅	🌅	🌅	🌅
☀️	☀️	☀️	☀️
🌙	🌙	🌙	🌙
★	★	★	★
（ あり・なし ）	（ あり・なし ）	（ あり・なし ）	（ あり・なし ）
✏️	✏️	✏️	✏️

体重をグラフ化しよう！

・2週間に1度、サイズと体重を測り、記録します。
グラフは3カ月まで記録できます。コピーして、3カ月より先まで活用するもアリ。
・正しく測定するために、同じ時間帯で測り方（P 25 参照）も正確に。

60.0 61.0 62.0 63.0 64.0 65.0 66.0 67.0 68.0 69.0 70.0 71.0 72.0 73.0 74.0 75.0 76.0 77.0 78.0 79.0 80.0 81.0 82.0 83.0 84.0 85.0 86.0 87.0 88.0 89.0 90.0 91.0 92.0 93.0 94.0 95.0 96.0 97.0 98.0 99.0 100.0 101.0 102.0 103.0 104.0 105.0 106.0 107.0 108.0 109.0 110.0

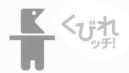

サイズ

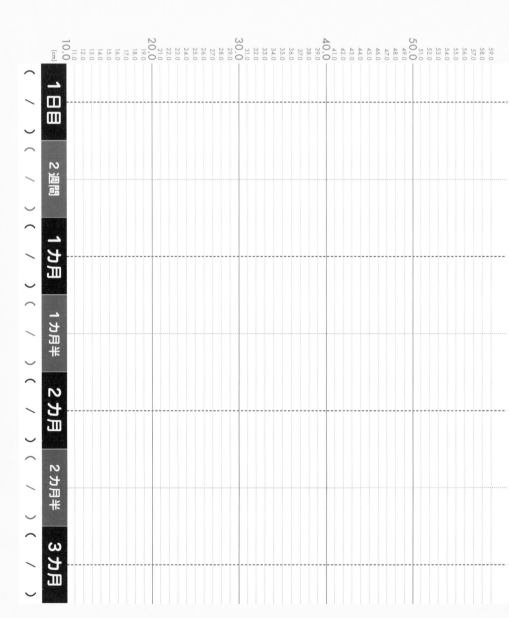

	10.0 (cm) 11.0 12.0 13.0 14.0 15.0 16.0 17.0 18.0 19.0	20.0 21.0 22.0 23.0 24.0 25.0 26.0 27.0 28.0 29.0	30.0 31.0 32.0 33.0 34.0 35.0 36.0 37.0 38.0 39.0	40.0 41.0 42.0 43.0 44.0 45.0 46.0 47.0 48.0 49.0	50.0 51.0 52.0 53.0 54.0 55.0 56.0 57.0 58.0 59.0
1日目 ( ) ( ) ( )					
2週間 ( ) ( ) ( )					
1カ月 ( ) ( ) ( )					
1カ月半 ( ) ( ) ( )					
2カ月 ( ) ( ) ( )					
2カ月半 ( ) ( ) ( )					
3カ月 ( ) ( )					

続ければ本当にカラダはやわらかくなるの？　いつ効果が出る？　など、くびれ
ッチを行なう上での素朴な疑問にお答えします。始める前に読んでおくと良いで
しょう。疑問が解決したら、あとは実践あるのみ！

Q. 効果の出やすいタイミングや時間帯はある？
A. いつでもOK！特に朝と夜がオススメです。

特に決まりはありませんので、いつ実践しても大丈夫です。オススメは朝。その日1日正しい姿勢で過ごせるので、出かける前の習慣にすると良いでしょう。寝る前に行なうのも寝方がきれいになり、カラダのゆがみを防ぐので◎。

Q. 「7つのくびれッチ！」は毎日、全部をやらないとダメ？
A. 毎日、7つすべてを行なうほうが、効果は出やすいです。

筋肉は1日中使われているので、毎日ほぐしてあげることが大切。「7つのくびれッチ！」をすべて行なえば、全身の筋肉がしっかり伸ばされます。ただ、義務にすると続かないので、時間がない時などは、やりやすいものだけでもOK。

Q. やってはいけない人や時期はある？
A. 調子の悪い時はムリをしないこと！

ケガ（炎症や出血）をしている人はやめましょう。また、朝起きてすぐや、食後すぐ（1時間以内）もNG。生理中の時は、体調が悪くなければ行なっても大丈夫です。いずれも体調の良い時にムリせず行なうこと。

くびれッチ！
素朴な疑問 Q＆A

Q. 準備しなければいけないものはある？

A. 特にありません。カラダひとつでOKです。

特別な道具は必要ありません。どこでもすぐにできるのが、くびれッチの良いところです。服装も動きやすいものであれば何でもOKです。足元も、裸足でもスニーカーでもどちらでも構いません。やりやすい格好で行なって。

Q. 元々カラダがすごくかたい人でも、本当にやわらかくなる？

A. 時間はかかりますが、必ずやわらかくなります。

個人差や時間はかかりますが、元々カラダがかたい人でもくびれッチを続ければ、必ずやわらかくなります。逆に、今現在カラダがやわらかい人でも、生活習慣や姿勢が悪くなるとカラダがかたくなることもあります。

Q. 1日に何回やってもいい？

A. 何回でもOK。回数よりも毎日続けること。

やりすぎてはダメ、ということはありませんので、1日に何度行なっても大丈夫です。朝、夜寝る前、休み時間、仕事中、トイレで……など自分がやりやすい時に。回数を意識するよりも毎日続けることが大切です。

くびれッチ!
素朴な疑問 Q&A

Q. 裏ワザを試しても、やわらかくなりません。どうすればいい?

A. カラダを十分に温め、食生活も変えていくこと。

カラダが温まると血流がアップし、筋肉を伸ばしやすくなります。湯船につかったり、ウォーキングなどでカラダを十分に温めてからが◎。また、血液をサラサラにする玄米を食べること。徐々にカラダが変わり、やわらかくなります。

Q. 始めてからどれくらいで効果が出るもの?

A. 見た目は5秒で変わります。

始めてすぐ5秒で姿勢が良くなり、カラダのラインも変わります。ただ、良い状態を持続するには毎日続けることが大切。また、筋肉の組織は3カ月で生まれ変わります。とりあえずは2週間続け、習慣にしていきましょう。

Q. 年をとってからだと、カラダをやわらかくするのは難しい?

A. 年齢は関係ありません。何歳でもやわらかくなります。

カラダをやわらかくするのに年齢は関係ありません。筋肉は、50歳、60歳になってもやわらかくすることができます。また、一般的には女性のほうが男性よりも筋肉の量が少ないので、やわらかくなりやすいと言えます。

Q. 筋トレや有酸素運動に比べて効果が出づらいイメージですが……。

A. 動きは地味ですが、インナーマッスルを使うので脂肪を燃やし痩せます。

くびれッチはインナーマッスルを使うので痩せやすいカラダをつくります。また姿勢が整えば、日常の座る、立つなどの動作の間にもインナーマッスルが鍛えられるので特別なエクササイズを短時間行なうよりも、ムリなく痩せられます。

Q. 飽きっぽくて、ダイエットはい
つも3日坊主……。続けられるか心配。

A. 義務ではなく、毎日
の習慣にすること。

義務にすると続かなくなってしまうの
で、歯磨きや入浴等と同じように、毎日
の習慣にすると自然に続けることができ
ます。毎日決まった時間帯に行なうよう
にするなど、日々のリズムに組み込み、
生活の一部にしましょう。

Q. カラダをやわらかくして
くれる食べものってある？

A. デトックス効果の高
い玄米がオススメ。

玄米には、白米の6倍もの食物繊維が含
まれています。食物繊維は便の量を増や
し排便を促してくれます。体内の余分な
ものが排出され、むくみが減るので、筋
肉は伸び縮みがしやすく、やわらかくな
るのです。

Q. 酢を飲むとカラダがや
わらかくなるって本当？

A. 間接的には効果があ
ると言えます。

酢には体内の乳酸を除去する作用があり
ます。結果、酢を飲むと筋肉にたまった
乳酸が除去され、筋肉が伸びやすくなり
ます。ですので、飲めばすぐ筋肉がやわ
らかくなるわけではありませんが、間接
的には効果はあると言えます。

Q. 脂肪が多くてぷよぷよして
いる人はカラダもやわらかい？

A. 脂肪の量とカラダのや
わらかさは関係ありません。

脂肪が多く太っていると、やわらかそう
に見えるかもしれません。ですが、筋肉
は脂肪の奥にあり、まったく別物です。
脂肪がやわらかいからといって、その奥
にある筋肉もやわらかいというわけでは
ありません。

おわりに

"くびれッチ"いかがでしたでしょうか？　くびれッチを始めて、自分のカラダが思っていたよりもかたい、筋肉が伸ばしにくい、と感じた人も多いかもしれません。私たちのカラダは日々変化しています。昔はカラダがやわらかかった、という人でも運動不足や食生活の変化などで、カラダがかたく、姿勢が悪くなったり。また、カラダを伸ばすと痛くてツライ……そう思ってあきらめてしまうと、そこから何も変わりません。

くびれッチは即効性のあるストレッチなので、すぐにカラダ・姿勢の変化を感じることができます。カラダの変化を感じることができれば、やる気が出てくるはず。まずはその第一歩を踏み出すことが大切です。

日常の立つ、座る、歩く、という動作が、筋肉を正しく使って行なわれていれば、おのずとカラダ全体のバランスも美しくなります。私はキックボクシングを始めてから、外側の見せかけだけの筋肉をつけても、何の意味もないとい

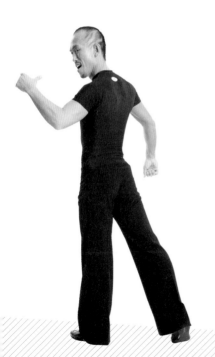

うことを知りました。中心に一本すじが通っていないとふらついてしまうのと同じで、人間のカラダも体幹が重要なのです。本書を読んで、カラダの柔軟性を高めると共に、内側の筋肉を鍛え、バランスの良いカラダづくりをすることの大切さを知ってもらえるとうれしいです。

最後に……カラダが変われば生きる力がみなぎります。変わりたい、きれいになりたい！　という向上心を持つことで、あなたの人生は、もっともっと輝くはずです！

平成23年　4月吉日　兼子ただし

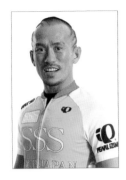

兼子ただし
（かねこ　ただし）

株式会社スリーエスグループジャパン代表取締役
スポーツストレッチトレーナー
新日本キックボクシング日本フェザー級4位現役選手

1971年生まれ。茨城県出身。自身の経験から独自の「スポーツストレッチ」と、それを応用した「姿勢矯正ストレッチ」を考案し、スポーツストレッチトレーナーとして活躍。2000年、日本初となるスポーツストレッチ専門店「スリーエス」を開業、現在は全国に7店舗展開。他にも脚が細くなり、ラクに走れる"伸びランニング"のセミナー、小学校で姿勢教育、国士舘大学大学院との共同研究も行なっている。また、23歳の時にプロのライセンスを取得してから今も現役ボクサーとして活動中。

<衣装協力>
アディダス ジャパン お客様窓口／☎0120-810-654
トリンプ・インターナショナル・ジャパン お客様相談室／☎0120-104-256

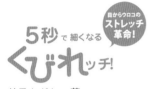

目からウロコの
ストレッチ
革命！

5秒で細くなる くびれッチ！

兼子ただし　著

2011年5月10日　初版発行
2011年9月1日　5版発行

STAFF

撮影・長谷川 梓
モデル・棚橋恵里
ヘアメイク・中本 太（P-cott）
デザイン・浮須芽久美　岡田ミユキ（Freischtide）
イラスト・きくちりえ（Softdesign）
編集協力・小野寺紗名美
校正・東京出版サービスセンター
企画協力・中村千怜（スタッフ・アップ アネックス）
編集・川上隆子　三宅花奈（ワニブックス）

発行者　横内正昭
編集人　青柳有紀
発行所　株式会社ワニブックス
　　　　〒150-8482
　　　　東京都渋谷区恵比寿4-4-9　えびす大黒ビル
電話　03-5449-2711（代表）
　　　03-5449-2716（編集部）
ワニブックス ホームページ　http://www.wani.co.jp/

印刷所　美松堂
DTP　オノ・エーワン
製本所　ナショナル製本